ANATOMIE

DES PARTIES

DE LA GÉNÉRATION,

ET DE CE QUI CONCERNE

LA GROSSESSE

ET L'ACCOUCHEMENT,

JOINTE A L'ANGÉOLOGIE

DE TOUT LE CORPS HUMAIN,

AVEC DES PLANCHES IMPRIMÉES EN COULEUR,

SELON LE NOUVEL ART,

SECONDE ÉDITION,

AUGMENTÉE DE LA COUPE DE LA SYMPHISE.

Par M. Gautier Dagoty Pere, Anatomiſte Penſionné du Roi.

Imperfectus adhuc infans geniricis ab alvo. (Ovid.)

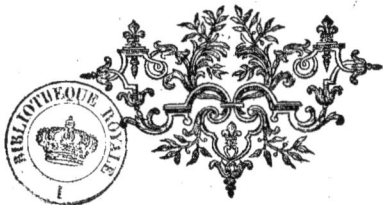

A PARIS,

Chez DEMONVILLE, Imprimeur-Libraire de l'Académie Françoiſe, rue Saint Severin, vis-à-vis celle Zacharie, aux Armes de Dombes.

M. DCC. LXXVIII.

AVEC APPROBATION, ET PRIVILÉGE DU ROI.

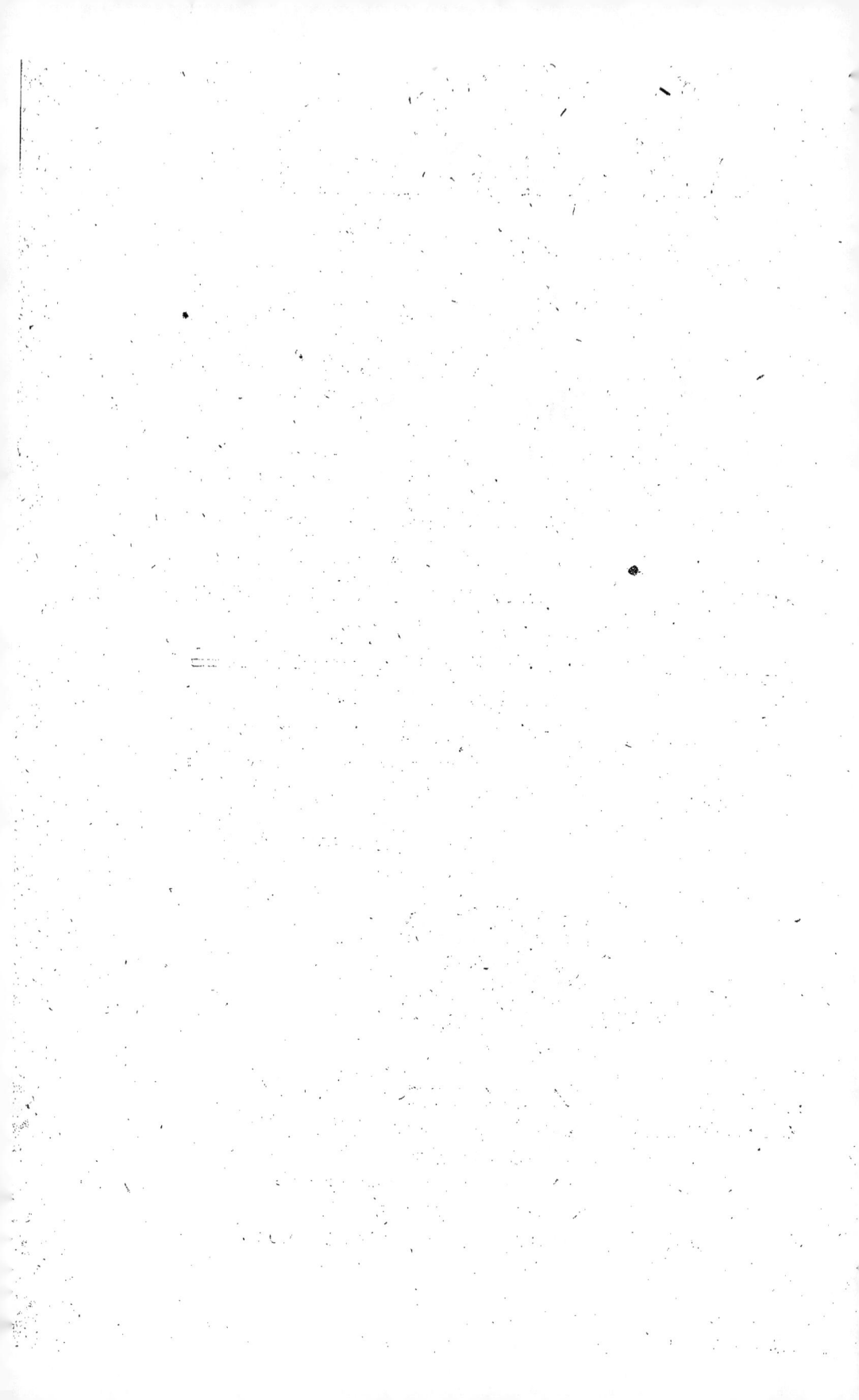

ANATOMIE
DES PARTIES DE LA GÉNÉRATION
DE L'HOMME ET DE LA FEMME,
REPRÉSENTÉES AVEC LEURS COULEURS NATURELLES,
SELON LE NOUVEL ART,
JOINTE A L'ANGÉOLOGIE
DE TOUT LE CORPS HUMAIN,
ET A CE QUI CONCERNE LA GROSSESSE
ET LES ACCOUCHEMENS.

S I les anciens Philosophes ont donné à l'Anatomie, toute imparfaite qu'elle fût de leur temps, le premier rang parmi les Sciences naturelles, à cause de l'excellence de son objet, quelle considération ne mérite-t'elle pas aujourd'hui, étant devenue la plus certaine de toutes les parties de la Médécine, par les utiles & savantes découvertes qu'on y fait encore tous les jours ?

Il seroit superflu de vouloir prouver son excellence à ses Amateurs, & à ceux qui en font leur étude. Son objet, qui est le Corps Humain, ouvrage le plus parfait qu'ait produit la main du Créateur ; son but, qui est la santé, bien si précieux, en font assez connoître l'importance.

Les Anatomistes ont beaucoup d'obligation à *André Cesalpinus*, qui découvrit la circulation du sang, dès l'année 1593 ; à *Harvée*, qui la démontra en l'année 1627 ; à *Virsungus*, qui a trouvé le canal pancréatique ; à *Asellius*, qui a fait voir les veines lactées ; à *Pecquet*, qui le premier a démontré le canal torachique ; mais ils n'en ont pas moins aux célebres Anatomistes qui ont enseigné au Jardin Royal, & desquels je me dis Elève, avec raison, ayant disséqué plusieurs années avec M. Duverney, avec qui j'entrepris d'abord de

donner mon premier Cours d'Anatomie ; mais il ne vit éclore sous ses yeux que la premiere partie de cet Ouvrage, c'est-à-dire, la Myologie & quelques pièces du cerveau. Après sa mort, je suivis son plan & ses intentions ; & les augmentations même que je donne aujourd'hui, sans son secours, tiennent cependant à ce plan général, qu'il avoit si habilement imaginé, & dont il m'avoit souvent entretenu. Le Public n'aura pas peine à croire que pour l'exécution, il ne m'ait fallu employer plusieurs années dans des recherches nécessaires depuis ma premiere Edition. La vue des Planches de cette partie ici, où l'Angéologie est exposée dans son plus grand jour, suffira pour assurer ce fait. Je n'ai rien négligé ; & pour la plus grande utilité des Etudians, je joins à mes Planches, & à leurs explications, des dissertations courtes, qui les mettront en état de concevoir aisément les parties contenues dans chaque Planche.

J'y ajoute un abrégé de la fonction de chaque viscere en particulier, afin que rien ne manque de tout ce qui peut faciliter la connoissance des principales secrétions qui se font dans le Corps Humain.

L'ANGÉOLOGIE, PLANCHES Iere ET IIe

Ces deux Planches représentent une Angéologie complette.

PREMIERE PLANCHE.

Angéologia de la Tête, de la Poitrine, du Bas-Ventre, & des extrémités supérieures.

FIGURE PREMIERE.

1. 2. 3. 4. LE Cœur.
2. Sa Pointe.
1. 3. Sa Base. 3. L'Oreillette droite.
4. L'Artère pulmonaire.
5. L'Aorte & sa courbure.
6. Le tronc commun de la Carotide gauche.
7. La Souclaviere gauche.
8. L'Artère cervicale.
9. La Mammaire externe.
10. Le tronc commun de la Carotide droite & de la Souclaviere.
11. Les troncs communs des Carotides droites.
12. La Souclaviere.

13. La Cervicale. (*Planche I.* fig. I.) l'Axilaire (*id.* fig. II.)
15. La Carotide interne.
16. La Carotide externe. (*Voyez la carotide externe détachée.*)
    Branches antérieures.
  a. La *Thyroïdienne*, premiere branche.
  b. La *Sublinguale*, deuxième branche.
  c. La *Maxilaire* inférieure, troisième branche.
  d. La *Maxilaire* externe, ou antérieure.
  e. La *Maxilaire* interne. Celle-ci est divisée en trois rameaux.
  f. Celui qui va à la fente orbitaire.
  g. Le second qui va dans le canal de la mâchoire inférieure.

A

h. Le troifiéme, qui monte entre la carotide externe & la carotide interne. Cette artère ainfi divifée, eft la cinquiéme branche antérieure de la carotide.

i. Sixiéme branche qui va au mufcle maffeter.

Branches poftérieures.

k. L'*Occipital*, feptiéme branche, premiere branche poftérieure.

l. L'*Auriculaire*, huitiéme branche de la carotide externe, & feconde branche poftérieure.

17. 18. La veine cave fuperieure.

18. Sa Bifurcation.

19. Les Soufclavieres.

20. Le tronc commun des Jugulaires gauches.

21. Le tronc de la Jugulaire externe droite, & fes ramifications.

22. Celui de la Jugulaire interne.

23. 24. Les Vertebrales.

25. La Mammaire externe.

26. Les Torachiques inférieures.

27. Origine de la Céphalique gauche. **28.** Celui de la bafilique.

29. La Veine fcapulaire.

30. La Céphalique droite.

31. La Bafilique du même côté.

32. Rameau interne.

33. La Veine profonde.

34. La Médiane Céphalique.

35. La Médiane Bafilique.

36. Rameau interne & profond de l'Avant-bras.

37. L'union des Medianes.

38. La Médiane de Riolan.

39. Les Salvateles.
(*Voyez pour ces veines la fig. II.*)

40. L'Artère Brachiale.

41. La Cubitale.

42. La Radiale.

43. L'Interoffeufe.

44. Les Colatérales du bras.

45. La Veine cave inférieure.

46. Les Veines hépatiques.

47. Le tronc de la Veine porte, & fes divifions dans le foie.

48. La petite Mefaraïque.

45. (au lieu de 49.) La grande Mefaraïque.

50. L'endroit où part la Veine pilorique.

51. La Veine fplénique, la Veine ciftique & la duodénale partent de cet endroit; l'une pour la véficule du foie, & l'autre pour le duodénum. (On les verra ailleurs).

54. Les Emulgentes.

55. Ses divifions fur les reins.

56. Artères émulgentes dans le rein droit.

57. & 58. Les Sureinales du rein gauche, & les glandes fureinales.

59. Les veines Spermatiques.

60. Les Iliaques communes.

61. Les Iliaques externes, antérieures.

62. Les Hypogaftriques, ou Iliaques internes poftérieures.

63. Endroit d'où partent les Epigaftriques.
(*On verra ailleurs d'autres divifions plus détaillées*).

64. Les Veines crurales.

66. Endroit d'où partent les Inguinales & les Honteufes.

67. La Saphene.
(*Ces dernieres veines ici appartiennent aux extrémités inférieures.*)

68. L'Aorte defcendante inférieure.

69. Le tronc Cæliaque, divifé en trois, l'Artere hépathique, l'fplénique & la coronaire ftomachique.

73. La Mefenterique fupérieure, ou grande Mefenterique.

74. L'Artère mefenterique inférieure.

75. Les Artères reinales & capfulaires.

76. Les Spermatiques.

77. Les Iliaques communes.

78. Les Iliaques externes. (*On voit ici les Epigaftriques*).

79. Les Hipogaftriques.

80. Les Crurales.

81. L'honteufe externe *. Les trois branches crurales.

82. *La groffe veine du penis.*

83. Les Artères de l'honteufe interne qui l'accompagnent.

LES MUSCLES.

A. Le Deltoïde. AA. Coupe des mufcles du bas-ventre.

B. Coupe du pectoral.

C. Le Brachial.

D. Portion de ce mufcle.

E. L'Anconé interne.

F. Le Sublime.

G. Le court Supinateur.

H. Le Cubital interne.

I. T. Le Quarré pronateur.

K. Les Tendons du fublime.

L. Coupe du Diaphragme.

M. Coupe du Steraomaftridien.

N. Les Occipitaux.

LES OS.

a. Le Coronal.

b. Les Pariétaux.

c. Les Temporaux.

d. Le Zigomatique.

e. Son Apophife.

f. g. Le Maxilaire.

h. L'Os conguis.

i. Les Orbites.

k. La Fente orbitaire. L'artère qui en fort, eft une branche de la carotide interne, qui communique avec le premier rameau de la cinquiéme branche de la carotide externe.

l. Le Trou optique, & l'artère qui accompagne le nerf, optique, qui eft une branche de la carotide interne.

m. Le Trou orbitaire, avec l'artère qui en fort, qui eft une divifion de la maxilaire interne.

n. Le Trou fourcilier, & le rameau qui en fort, qui eft une divifion de l'artère qui accompagne le nerf optique.

o. La Mâchoire inférieure.

p. La Simphife.

q. La Lévre externe de la bafe du menton.

r. L'Apophife coronoide, l'Apophife condiloïde. *s* eft cachée.

t. Les Dents incifives.

v. Les Canines.

x. Trou mentonier, & l'artère qui en fort, qui eft une divifion de la maxilaire interne.

a. Les Os pubis.

b. Les bords de la cavité cotiloïde de l'os des ifles.

c. Coupe de la Clavicule.

d. L'Os du bras, dit humerus.

e. Condyle interne.

f. Condyle externe.

g. La tête du raion.

h. La partie fupérieure de l'os du coude.

i. L'Os orbiculaire du carpe ou pififorme, & la premiere phalange du pouce.

k. Le Femur, ou os de la cuiffe.

l. La tête de cet os.

m. Son col.

n. Le grand Trocanter.

LES VISCERES.

a. Les glandes thiroïdiennes.

b. La trachée artère.

b b. La Véficule du ficle.

c. Le Rein droit ouvert, où l'on voit le baffinet difféqué avec l'origine des ureteres.

c c. Le conduit Ciftique.

d d. Le conduit Cholidoque.

d. L'Uretère, ou conduit du baffinet dans la veffie.

e. Le Rein gauche.

f. L'Uretère de ce rein.

g. Portion du Peritoine.

h. La Veffie.

i. L'Ouraque.

k. La Verge.

l. Le Gland.

m. Les Tefticules, dont le gauche eft diffequé, & les epididimes détachés.

n. Les Epididimes.

o. Les Vaiffeaux déférens.

SECONDE PLANCHE.

FIGURE I.

Cette Figure contient l'Angéologie des extrémités inférieures de la première Figure de la seconde Planche.

Les Veines & les Artères.

84. LA Saphene.
85. Sa Branche postérieure.
86. La Veine crurale.
87. La Sciatique.
88. La Saphene externe.
89. La Poplitée.
90. La Tibiale antérieure.
91. La Tibiale postérieure.
92. La Veine peroniere.
93. L'Artère crurale.
94. L'Artère poplitée.
95. Anastomoses de la tibiale postérieure.
96. L'Artère tibiale antérieure.
97. L'Artère tibiale postérieure.
98. La Peroniere & sa branche antérieure.

LES MUSCLES.

n. Le Vaste externe.
o. Le Triceps.
p. Portion du Vaste interne.
q. Fibres tendineuses du vaste interne.
r. Le Grêle interne.
s. Coupe des jumeaux.
t. Attaches du Tibial postérieur.
u. Les interosseux.

LES OS.

n n. Le Fémur.
o o. Le petit Trocanter.
r. La Rotule.
s. L'Os Tibia.
t. La Tête de cet Os.
u v. La Baze du Tibia.
v. La Maleole interne.
x. Le Peroné.
y. La Tête de cet Os.
z. La Baze du Peroné.
a. Le Calcaneum.
b. L'Astragal.
c. L'Os Scaphoïche, ou Naviculaire.
d. Le Cuboïde.
e. Les trois Cuneiformes.
1. 2. 3. 4. 5. Les Os du Metatarse.

FIGURE II.

(*Cette Figure représente le Bassin, garni des Vaisseaux du bas ventre, & des parties de la Génération de l'Homme.*).

I K. La Crête de l'Os des Isles du côté gauche.
LM. Celle du côté droit.
N. L'Epine antérieure.
O. Le bord de la Cavité cotiloïde.
PQ. L'Os Ischion.
RS. L'Os Pubis.
T. La Simphise, & le Ligament suspensoire.
U. La Tête du Fémur.
V. Le Col de cet Os.
X. Le grand Trocanter.
Y. Le petit Trocanter.
Z. La partie Supérieure de l'Os de la cuisse.
a. Le Tronc de l'Aorte descendante inférieure.
b. La coupe du Tronc cœliaque.
c. Le Tronc de la Mesenterique supérieure.
d e. Les Reins.
f. Les Uretères.
g. La Bifurcation de l'Aorte.
h. Les Artères émulgentes.
i l. Les Glandes suréinales.

m n. Les Artères spermatiques.
o. La Mesenterique inférieure.
ii, ll. La Veine cave inférieure.
mm. nn. Les Veines émulgentes.
oo. pp. Les Spermatiques.
qq. Les Arteres iliaques.
r. ss. Naissance des hypogastriques.
t. L'Artère sacrée.
hh. La Veine crurale.
c c. L'Ouraque.
f. La Vessie.
g. La Verge & le Gland.
E E. Le Testicule coupé à tranche.
F F. Le Testicule entier.
G G. HH. Les Vaisseaux déférens.
H. Naissance des Veines & Artères honteuses.
Q. Attaches inférieures des muscles érecteurs.

FIGURE III.

A. B. C. D. Le Rein ouvert.
A. La substance Corticale.
B. Les intervalles des Calices, & la substance canelée.
C. Les Mammelons coniques, qui rassemblent les petits caneaux excréteurs des glandes de la substance corticale.
D. Les Calices membraneux qui sont aux extrémités des Mammelons.
E. Les Bassinets, au nombre de trois dans les hommes.
F. Le Tronc qu'ils composent, lequel Tronc fait le commencement des uretères.

FIGURE IV.

C. D. Ouverture de la Vessie.
F. Fond intérieur de la Vessie.
G. Ouverture des Ouraques.
H. Col intérieur de la Vessie.
b.b. Les Orifices des glandes prostates.
c c. Le Verumontanum.
d d. Le Canal de l'uréthre.
I. La Glande prostate.
L. Coupe du Corps caverneux droit.
O. Le Corps caverneux droit.
P. Le Bulbe découvert par la coupe de la prostate, du côté droit.
Q. L'extrémité du Canal de l'uréthre.
S. Le milieu du Canal.
X. Coupe des Muscles érecteurs du corps caverneux.

FIGURE V.

Elle représente l'embrion sorti du canal de l'uréthre, reçu dans un verre d'eau. Cette expérience a été faite avec un Etalon & une Jument. L'Etalon retiré, par le moyen d'un chantier, dans le moment de l'éjaculation, & la semence reçue dans l'eau, avec un baquet sous le ventre de la Jument, a paru tout formé, de couleur d'ambre & opaque, dans une glaire transparente & verdâtre, ce qui composoit la liqueur séminale. Cette expérience répétée plusieurs fois, & que tout le monde peut faire, détruit le système des œufs. Il faut cependant que l'éjaculation se fasse d'un seul jet pour réussir: car autrement l'embrion se déchire. Les mois de Mai & de Juin sont les temps convenables.

FIGURE VI.

B. La Vessie.
N. Les Muscles érecteurs.
P. La Glande prostate.
Q. Le Bulbe.
R. Les Corps caverneux.
S. Le Canal de l'Uréthre.
MM. Coupe de la Verge.
O. M. Les Véficules séminales.
L. Le Canal déférent.
B. Les Uretères.

‹

FIGURE VII.

Q. S. La verge dépouillée des corps caverneux.
S. Le canal de l'Uréthre.
Q. Le Gland.
T. La Veffie.
U. L'Artère hipogaftrique.

DE L'AORTE SUPÉRIEURE.

L'Aorte eft divisée, par les Anatomiftes, en Aorte af- *cendante* & *defcendante*. On donne le nom d'*afcendante*, à celle qui eft comprife depuis le cœur jufqu'au haut de fa courbure, & la continuation eft appellée *defcendante*. Je la divife cependant en fupérieure & inférieure, en la parta- geant par le diaphragme.

L'Aorte (5. *Planche I.*) donne dès fa naiffance de petites artères qui vont à cœur & à fes oreillettes, qu'on appelle artères coronaires; elle produit, de la partie fupérieure de fon arcade, trois ou quatre groffes branches affez proches les unes des autres, dont voici le détail. Si ces branches font au nombre de trois, la première fe détourne à droite, & fe divife tout auffi-tôt en deux parties, dont l'une qui paroît la continuation du principal tronc, eft la foucla- viere; l'autre, eft l'artère carotide droite. La feconde bran- che, eft la carotide gauche, & la troifiéme, eft la fous- claviere gauche. Il arrive très-rarement qu'il n'y ait que deux branches fur les quatre artères. Lorfqu'il fe rencontre quatre branches fur la courbure de l'Aorte, alors, les deux mitoyennes font les carotides droites & gauches, & les autres les fouclavieres, de l'un & de l'autre de ces côtés.

Après la fouclaviere gauche, l'Aorte finit fa courbure, & defcend prefque d'aplomb jufqu'à l'os facrum, où elle fe fépare en deux groffes branches. Nous parlerons des divifions en général; il n'eft queftion ici que de ce qui regarde les artères expofées dans la première & feconde Planche; nous réfervons pour d'autres Tables ce qui con- cerne la tête & les artères du col.

Les *artères fouclavieres* fe nomment ainfi, parce qu'elles font pofées fons les clavicules, & en ont à-peu-près la même direction. La fouclaviere droite eft plus longue, par la fituation de l'Aorte, que la gauche; elle eft plus fupérieure & plus antérieure; elle produit d'abord des petites artères pour le thymus, pour le pericarde, pour le mediaftin, &c. Ces artères fortent féparément de la fouclaviere, ou par des troncs communs, & portent le nom des parties qu'elles arrofent. Après la carotide droite, qui produit ordinaire- ment la fouclaviere, quatre branches confidéra- bles, qui font, *la mammaire interne, la cervicale, la verté- brale & le tronc des intercoftales fupérieures*. Quelquefois ce tronc ici part de l'Aorte même.

La *mammaire interne* fort antérieurement & un peu in- férieurement de la fouclaviere, defcend à côté du fter- num, à environ un travers de doigt de diftance de cet Os, fous les portions cartilagineufes des vraies côtes; elle donne des rameaux au thymus, qui s'anaftomofent avec la timi- que en plufieurs endroits, au mediaftin, au pericarde & aux mufcles intercoftaux, où il y a auffi des anaftomofes avec des petites artères particulieres de ces parties dont nous parlerons; elle s'anaftomofe auffi par plufieurs de ces rameaux avec la mammaire externe, fur-tout dans l'é- paiffeur du grand pectoral; elle fort de la poitrine à côté du cartilage xiphoïde, fe perd dans les mufcles du bas-ventre, où elle communique avec les épigaftriques. En paffant, elle donne auffi des rameaux au peritoine.

La *cervicale* naît fupérieurement de la fouclaviere. Nous en parlons ailleurs, ainfi que la *vertébrale*, qui fort pofté- rieurement, & un peu fupérieurement de la fouclaviere.

L'*Intercoftale fupérieure*. Quand cette artère naît de la fou- claviere, fort inférieurement de cette artère, & def- cend fur la face interne des deux, trois ou quatre vraies côtes fupérieures, où elle fournit autant de branches qui fuivent les côtes, & fourniffent du fang aux mufcles inter- coftaux; donnent des rameaux aux mufcles fouclaviers, fterno-maftoïdien, vertébraux, & au grand & petit pecto- ral; au corps des premieres vertèbres du dos; par l'é- chancrure de ces vertebres, elles donnent des arterioles à la moëlle de l'épine & à fes enveloppes. Les intercoftales fupé- rieures naiffent quelquefois de l'artère Bronchiale voifine.

Toutes ces artères fe verront à leur naiffance dans d'au- tres figures, & n'ont pas befoin d'être expliquées.

Le *Ligament Arteriel* naît de l'Aorte après la fouclaviere gauche, & va à l'artère pulmonaire: il eft rétréci & tout- à-fait bouché dans les Adultes; mais il fert de canal au fang artériel dans le *Fœtus*. On le voit dans la huitiéme Planche; il fert alors pour le paffage du fang de l'artère pulmonaire dans l'artère aorte, comme le conduit veineux dans le fœtus, qui fert à porter le fang dans la veine cave inférieure.

L'*Artère Bronchiale* fort de l'Aorte fupérieure féparément pour chaque poumon, & quelquefois par un feul tronc, qui fe divife enfuite à droite & à gauche, pour entrer les branches fur le côté droit de l'intercoftale fupérieu- re, ou de l'artère œfophagienne; il y a beaucoup de variété dans ces artères. Mais ce qu'il y a d'admirable, c'eft que de quel côté qu'elles viennent, elles aboutiffent toujours aux parties qui leur font deftinées. Quelquefois elles naiffent de diverfes façons de chaque côté; celle du côté gauche vient affez fouvent de l'Aorte, pen- dant que celle du côté droit vient de l'intercoftale fupérieu- re, ce qui provient de la fituation de l'Aorte, & pour la plus grande harmonie. On voit dans la nature un deffein qui ne fauroit être enfanté du hafard prétendu de nos Epi- curiens. Cette artère bronchiale jette fur l'oreillette du cœur la plus voifine une petite branche qui communique avec l'artère coronaire.

M. Winflow, grand Anatomifte Obfervateur, a remar- qué dans fes diffections en 1719, des communications très- manifeftes entre les rameaux de la veine pulmonaire gau- che, & les rameaux d'une artère œfophagienne, qui ve- noit de la première artère intercoftale gauche, conjointe- ment avec une artère bronchiale du même côté. Mais ce que fe trouve encore de plus particulier, c'eft ce qu'affure le même Auteur, d'avoir obfervé vers ce temps-là une com- munication de l'artère bronchiale gauche avec la veine azi- gos; & en 1721, au mois d'Avril, dans une diffection, il nous affure encore avoir trouvé un rameau de l'artère bron- chiale gauche s'anaftomofer dans le corps de cette veine. L'anaftomofe des artères avec des veines dans leur tronc, ou principales branches, eft difficile à croire; elle ne peut être admife que dans les vaiffeaux capillaires; il faut cepen- dant le croire, d'après M. Winflow, & fuppofer quelques particularités qui font échappées à fes obfervations.

Les *Artères œfophagiennes* fortent d'un feul tronc, qui vient antérieurement de l'Aorte fupérieure; ou de quelques troncs féparés, & fe diftribuent aux œfophages jufqu'aux diaphrag- mes quelquefois, comme nous verrons; la fupérieure de ces artères produit l'une des artères bronchiales.

Les *Artères intercoftales inférieures*, font celles qui fuivent les côtes inférieures au-deffous des deux, trois ou quatre premieres, felon que celles-ci font fuivies par les intercofta- les fupérieures dont nous avons parlé ci-devant. On les ver- ra ailleurs. Elles naiffent le long de la partie poftérieure de l'Aorte defcendante par paire, jufqu'au diaphragme, & fe continuent tranfverfalement fur le corps des vertèbres; celles du côté droit paffent derrière la veine azigos, & vont enfuite le long du bord inférieur de chaque côté, jufqu'à l'fternum fur les mufcles intercoftaux. Ces artères jettent des rameaux aux mufcles vertébraux, aux mufcles extérieurs qui cou- vrent la poitrine, & en dedans, à la plevre, & s'anaftomo- fent avec les épigaftriques; & celles des fauffes côtes, avec les artères lombaires. On fe trouve quelquefois dans les dif- fections, que les intercoftales n'ont qu'un feul tronc com- mun à chaque artère, qui fe divife enfuite à droite & à gauche. Ces artères jettent chacune un rameau en arrière, qui va dans le canal de l'épine du dos, lequel fe divife enfuite pour entourer la moële de l'épine, & s'anaftomo- fer avec l'artère voifine; ce qui forme comme des anneaux. Il faut obferver que vers le milieu de la côte, ou plus avant, les intercoftales fe bifurguent, & donnent deux branches, dont l'une perce & fort en dehors, & l'autre refte interne, & fuit, comme nous avons dit, les branches externes des fauffes côtes, fe recourbant en bas l'une après l'autre, comme pas degrés, pour fe répandre fur les mufcles du bas-ventre, communiquant avec les lombaires, & fouvent avec les hypogaftriques. Les branches internes des fauffes côtes vont aux mufcles du diaphragme.

L'artère fouclaviere (*id.*12) étant fortie de la poitrine, par

l'écartement

cartement du mufcle fcalene, reçoit le nom d'*axillaire*. Nous parlerons des branches principales·de cette artère ; il n'eſt queſtion ici que de fuivre les artères de la poitrine.

Cette artère donne dans ſon paſſage de ſa partie interne une petite branche qui va à la face interne de la première côte, après, elle jette quatre ou cinq branches principales, qu'on nomme, *torachique ſupérieure*, *torachique inférieure*, *ſcapulaire externe*, *ſcapulaire interne* & *humérale*.

La *torachique ſupérieure* s'appelle auſſi *mammaire externe*. Cette artère ſerpente ſur la partie extérieure de la poitrine, donne le ſang aux mammelles, aux muſcles ſoucla-viers, grand dentelé, aux pectoraux, au grand dorſal, & même à la partie ſupérieure du coraco-brachial & du biceps. Il faut obſerver dans cette artère qu'elle donne un rameau qui deſcend entre le muſcle deltoïde & le grand pectoral vers la veine céphalique. Ce rameau eſt ſi étroitement collé à la veine, & tend ſi fort à s'inſinuer dans ſa propre tunique, que quelques-uns ont cru qu'il y avoit anaſtomoſe, ce qui ſe voit auſſi preſque par tous les anneaux ſpermatiques; adhérence qui peut avoir fait croire l'anaſtomoſe de l'artère bronchiale avec la veine azigos dont nous avons parlé ci-devant.

La *torachique inférieure* eſt pour la partie poſtérieure & externe de l'omoplate; elle va au muſcle ſouſcapulaire, grand rond, petit rond, ſous-épineux, grand dorſal, grand dentelé; elle communique avec les artères ſouſcapulaire & intercoſtales voiſines.

L'*Scapulaire interne* naît de l'axillaire enſuite, & ſe jette ſur la partie poſtérieure, pour ſe diſtribuer aux muſcles ſouſcapulaire, grand dentelé, ſous-épineux, & à la partie ſupérieure du grand anconé; elle jette des rameaux aux glandes axillaires.

La *Souſcapulaire externe* ſort à côté de la précédente, paſſe par l'échancrure de la côte ſupérieure de l'omoplate, pour ſe jetter aux muſcles ſus-épineux & ſous épineux, grand rond, & petit rond, & à l'articulation de l'omoplate avec l'os du bras.

L'*Humérale* regarde plutôt le bras que la poitrine; elle naît inférieurement, & un peu antérieurement de l'axillaire, & ſe jette autour de la tête du bras, pour embraſſer l'articulation, & aller gagner la partie ſupérieure du muſcle deltoïde où elle ſe diſtribue. Sa direction eſt de devant en arrière; mais il en naît de l'axillaire une autre petite humérale, qui a une direction oppoſée, & toutes les parties de cet endroit ſont principalement arroſées de ces deux artères.

Les Arteres des extrémités ſupérieures.

L'*Axillaire*, (Planc. I. fig. II. 13.) après la branche dont nous venons de parler, paſſe immédiatement au-devant du grand pectoral, où elle change de nom, & s'appelle artère brachiale.

L'*Artère brachiale* deſcend le long de la partie interne du bras ſur le muſcle coraco-brachiale, & l'anconé interne, le long du bord interne du biceps, derrière la veine baſilique, où elle fournit de part & d'autre des rameaux aux muſcles voiſins, au périoſte & à l'os. Cette artère n'eſt couverte que de la graiſſe & de la peau, depuis l'aiſſelle juſqu'au milieu du bras; elle ſe cache enſuite ſous le muſcle biceps, en avançant un peu juſques vers le pli du bras. Pendant ce trajet, elle arroſe les muſcles voiſins, les téguemens & même les nerfs.

De ſa partie ſupérieure interne, elle jette un rameau qui deſcend en contournant en arrière à travers les muſcles anconés, pour venir ſur le devant du condyle externe, s'anaſtomoſe avec l'artère radiale, au-deſſous de l'attache du grand rond ; elle donne un autre rameau qui ſe jette autour du bras, qui deſcend entre le muſcle brachial & l'anconé externe, auxquels il ſe diſtribue & s'unit vers le condyle externe avec le rameau précédent. L'artère brachiale jette un troiſième rameau au-deſſous de celui-ci, qui deſcend vers le condyle interne, & communique avec d'autres branches de l'avant-bras, comme on verra ci-après.

Vers le milieu du bras, en s'enfonçant ſous le biceps, l'artère brachiale jette un rameau qui ſe diſtribue au périoſte, & s'enfonce dans l'os du bras, entre le brachial & l'anconé interne. Cette artère brachiale jette enſuite d'autres rameaux, pour le petit anconé & l'anconé interne, & va com-

muniquer avec les rameaux de l'avant-bras ; l'autre enſuite qui ſort vers la partie moyenne du bras, va derrière le condyle interne, en accompagnant un gros nerf, traverſe les muſcles attachés dans cet endroit, & communique avec un rameau de l'artère cubitale qui embraſſe le pli du bras. Quelquefois il naît de cet artère un autre rameau plus bas que celui-ci, & qui va communiquer auſſi avec un rameau qui remonte de l'artère cubitale. On nomme ces trois rameaux qui communiquent ainſi, artères collatérales.

Le tronc de l'artère brachiale étant parvenu au pli du bras, ſe gliſſe avec une veine & un nerf immédiatement ſous l'aponévroſe du biceps, & paſſe ſous la veine mediane, en ſe ramifiant ſur les côtes voiſines. C'eſt cette artère qu'il eſt aiſé de percer, quand on pique la veine ſans les précautions requiſes.

Cette artère ayant fait environ un travers de doigt de chemin au-delà du pli du bras, ſe diviſe en deux principales branches, dont l'une eſt appellée artère *cubitale*, & l'autre *radiale*. De cette bifurcation, l'artère brachiale jette des rameaux aux muſcles long ſupinateur, & rond pronateur, à la graiſſe & à la peau.

L'*artère cubitale* s'enfonce entre l'os & la partie ſupérieure des muſcles rond pronateur, ſublime, radial interne & palmaire, & enſuite elle quitte l'os & ſe gliſſe entre les muſcles ſublimes, & cubital interne, juſqu'au poignet, pour aller gagner le ligament traverſal interne, ou gros ligament du carpe. Dans ce trajet, elle fait pluſieurs contours, & donne pluſieurs branches.

Elle produit d'abord une artère récurrente, qui gagne le condyle interne, & va communiquer avec les artères collatérales dont nous venons de parler. Cette artère eſt accompagnée d'une autre petite qui environne une partie de l'articulation, & communique également avec les collatérales. L'artère cubitale, dans ſon paſſage entre les têtes de l'os du coude & du rayon, donne deux branches principales, qui ſont les artères interoſſeuſes externe & interne.

L'*artère interoſſeuſe externe* perce le ligament interoſſeux à environ trois travers de doigt au-deſſous de l'articulation, & deſcend le long de la face externe de ce ligament, en donnant des petits rameaux récurrens, comme la cubitale; elle ſe diſtribue dans ſon trajet aux muſcles cubital externe, extenſeur commun des doigts, extenſeur propre du pouce, de l'index, & celui du doigt annulaire; elle communique auſſi dans ce trajet avec l'interoſſeuſe interne; à l'extrémité inférieure du coude, elle s'unit à une branche de l'interoſſeuſe interne, pour ſe diſtribuer à la convexité du carpe, en communiquant avec les artères radiales & cubitales. Elle forme, par ces communications, une eſpèce d'arcade irrégulière, d'où il part des rameaux pour les muſcles interoſſeux externes, & pour les parties lattérales des doigts.

L'*artère interoſſeuſe interne* deſcend ſur les ligamens interoſſeux, juſqu'au muſcle rond pronateur; entre lequel eſt le quarré pronateur. Elle perce le ligament, & gagne la partie externe & convexe du poignet, & le dos de la main où elle communique; comme je viens de dire, avec l'interoſſeuſe externe.

L'artère cubitale paſſe par-deſſus le ligament traverſal interne du poignet, à côté de l'os piſiforme, jette des rameaux à la peau, au muſcle palmaire, au metacarpion, & ſe jette enſuite ſous l'aponévroſe palmaire, où elle arroſe l'hipothenar du petit doigt, & porte des rameaux entre les tendons des fléchiſſeurs des doigts, & les baſes des os du metacarpe. Elle produit un rameau qui ſe gliſſe entre le troiſième & quatrième os du métacarpe, & perce juſqu'au dos de la main, où il communique avec l'artère interoſſeuſe externe; & après avoir fourni aux muſcles interoſſeux, il communique avec la radiale, & fait avec elle une arcade artérielle dans le creux de la main, dont la convexité regarde les doigts & jette de ſa convexité trois ou quatre rameaux, dont le premier va à la partie lattérale interne & poſtérieure du petit doigt, juſqu'à ſon extrémité. Ce rameau eſt quelquefois la continuation, ou une branche de celui qui va à l'hipothenar; les trois autres rameaux de cette arcade palmaire, vont vers les interſtices des quatre os du métacarpe, & vers les têtes deſquels chacun ſe fend en deux rameaux, qui paſſent tout le long des deux parties lattérales internes de chaque doigt. Ces artères ſe communiquent par leur rencontre au bout des doigts. Quelquefois l'arcade palmaire de l'artère cubitale ſe termine par

B

un rameau intérieur du grand doigt ; pour lors, elle jette un petit rameau qui communique avec la radiale qui supplée à ce défaut.

Cette arcade jette aussi vers la seconde phalange du pouce un rameau vers la partie lattérale & interne de ce doigt, & elle se termine vers la tête du premier os du métacarpe, en communiquant de nouveau avec l'artère radiale, après avoir donné un rameau au côté antérieur de l'index, & un côté voisin du pouce, lesquels communiquent également au bout des doigts avec les autres rameaux de l'arcade palmaire.

La radiale, dans son principe, jette un rameau récurrent vers le pli du bras, qui se tourne autour du condyle externe en arriere, & communique avec des rameaux voisins du tronc de l'artère brachiale, & principalement aux artères collatérales. La radiale descend le long de la partie interne du rayon, & glisse entre le long supinateur, le rond pronateur & les tégumens, ainsi que le sublime, profond & court supinateur, d'où elle passe vers l'extrémité du rayon, en contournant & se ramifiant dans les fléchisseurs du pouce, & quarré pronateur ; à l'extrémité du rayon, elle s'approche de la peau, vers le bord antérieur de l'os, & forme l'artère du Médecin, c'est-à-dire, celle où l'on tâte ordinairement le pouls.

Au bout du rayon, elle jette un rameau qui va au muscle thenar ; elle communique dans cet endroit avec l'arcade palmaire de l'artère cubitale, & produit quelques rameaux cutanés au creux de la main, & se jette un tout le long de la partie lattérale interne du pouce, après quoi elle se jette entre ses premieres phalanges, & vers les tendons du même doigt, pour gagner l'interstice des bases de la premiere phalange, & du premier os du métacarpe, où elle se contourne vers le creux de la main. Dans ce contour, elle donne une branche à la partie lattérale externe du pouce, au bout duquel elle communique avec celles dont nous avons parlé, par une courbure ; ensuite la radiale se termine, en traversant le muscle demi-interosseux de l'index vers la base du premier os du métacarpe, & se glissant sous le tendon des fléchisseurs des doigts, où elle s'anastomose de nouveau avec l'arcade palmaire de la cubitale.

Cette artère, dans ce trajet, donne aussi un rameau pour la partie lattérale interne de l'index qui se rencontre au bout du doigt avec un rameau de l'arcade ; elle donne aussi un petit rameau qui se croise avec les muscles interosseux, & fait quelquefois une espèce de petite arcade irréguliere qui jette des arterioles de communication à la grande arcade cubitale.

Quand l'arcade palmaire de la cubitale aboutit au grand doigt, alors la radiale se glisse le long de la partie interne ou concave du premier os du métacarpe, pour se diviser à la tête de cet os en deux rameaux qui remplacent les divisions qu'auroit fait l'arcade, comme nous avons décrit ; & pour lors l'une des divisions du rameau de la radiale coule le long de la partie lattérale interne antérieure de l'index, & l'autre se glisse entre les tendons fléchisseurs de ce doigt, & l'os du métacarpe ; & ayant communiqué avec le rameau cubital du grand doigt, passe le long de la partie lattérale postérieure de l'index, pour s'anastomoser à l'extrémité de ce doigt avec le premier rameau de la radiale.

DE L'AORTE INFÉRIEURE.

On donne ici la description de l'aorte inférieure, & on verra en divers endroits ses divisions sur les Figures qui composent les Planches de cette partie ici.

(68. Planc. I. fig. I.) L'Aorte inférieure, après avoir passé entre les deux pilliers du diaphragme, pour entrer dans le ventre, fournit de côté gauche au diaphragme une artère appellée diaphragmatique inférieure.

(69. Planc. I. fig. id.) Immédiatement après, l'Aorte donne antérieurement un tronc assez considérable, nommé *Cœliaque*, lequel, après avoir donné une ou deux autres branches au diaphragme, se divise en trois branches principales, qui sont l'artère hépatique, la coronaire stomachique, & l'artère splénique.

L'Artère hépatique, avant que se distribuer dans le foie, donne plusieurs branches. Elle en donne une au pilore, qu'on appelle *pilorique*, une au duodénum, appellé *duodenale*, une à la vésicule du fiel, appellée *cistique*, une à

l'épiploom, que l'on appelle la *gastrique droite*, qui regne tout le long de la grande courbure de l'estomac, & qui communique avec les branches coronaires de la stomachique ; les autres branches de l'artère hépatique vont enfin se perdre dans le foie, & se divisent en plusieurs branches, qui accompagnent les ramifications de la veine & porte les nerfs hépatiques : le tout est renfermé dans la capsule de Glisson.

La seconde branche du tronc cœliaque, est la *coronaire stomachique*. Lorsqu'elle est parvenue entre les deux orifices de l'estomac, elle se divise en deux branches ; l'antérieure se distribue à toute la partie antérieure de l'estomac, & la branche postérieure à toute la partie postérieure. Ces ramifications communiquent avec les vaisseaux courts, & les gastriques inférieurs, tant droits que gauches.

La troisième branche du tronc cœliaque est *l'artère splénique*, qui va à la rate. En son chemin, elle donne au pancreas des artères appellées *pancreatiques*. Elle en fournit au fond de l'estomac, qu'on nomme vaisseaux courts ainsi qu'à l'épiploom, qu'on appelle *epiploiques*, ou gastriques gauches.

Il faut observer que toutes ces branches partent du tronc, avant qu'il soit arrivé à la rate : ensuite il s'avance vers la cavité de la rate, où il se divise en plusieurs branches, qui s'implantent dans la substance de la rate.

(*Id.* 73.) Après le tronc cœliaque, l'Aorte fournit, dans sa partie antérieure, *la mésenterique supérieure*. Cette artere fait environ un pouce & demi de chemin, & forme une petite crosse qui se divise en sept branches, renfermées entre les deux feuillets du mésentere ; ces sept branches se divisent en plusieurs, dont deux sont situées du côté droit, & vont se rendre au cœcum & au colon ; les autres branches qui se portent un peu du côté gauche, se distribuent aux intestins duodenum, jejunum, ileum, & au cœcum, & elles s'anastomoient avec la mesenterique inférieure.

Au-dessous de la mésenterique supérieure, l'Aorte inférieure fournit de chaque côté les *arteres émulgentes* qui vont aux reins, d'où il part une branche & quelquefois deux, qui vont aux capsules attrabilaires ; souvent ces artères partent de l'Aorte même.

(75. Même Planche.) Les *artères émulgentes* font des arcades dans la substance interne du rein ; il sort de ces arcades quantité d'autres petits rameaux vers la circonférence, ou surface externe.

(76 Même Planche.) Les *artères spermatiques* font deux petites artères qui naissent de la partie antérieure de l'Aorte, un peu au-dessous des émulgentes. Elles jettent d'abord en s'écartant, tant à droite qu'à gauche, à la membrane commune des reins, de petits rameaux nommés artères adipeuses ; ensuite, elles descendent sur les muscles psoas, par-devant les urethéres, entre les deux lames, ou feuillets du peritoine, auquel elles donnent des rameaux, & principalement aux parties voisines du mésentere, avec lesquelles elles communiquent, de même qu'avec les adipeuses ; elles donnent aussi des areoles aux urethéres, & ensuite elles se distribuent aux ovaires & à l'utérus, & elles communiquent avec des rameaux de l'artère hipogastrique, vers les extrémités frangées des trompes de Fallope, dans les femmes, & aux testicules dans les hommes.

L'Aorte inférieure jette lattéralement les *artères lombaires* au nombre de cinq & six paires au plus, à peu près comme les intercostales. On peut les distinguer en supérieures & en inférieures. Les supérieures donnent de petits rameaux aux parties voisines du diaphragme & des muscles intercostaux ; elles tiennent même lieu de demi-intercostales ; quelquefois les paires viennent d'un tronc commun.

Elles se distribuent de côté d'autre aux muscles psoas, aux quarrés, aux triangulaires, aux traversfals & aux obliques du bas ventre. Elles percent ces derniers, & deviennent hipogastriques externes ; elles vont aux muscles vertébraux, au corps des vértebres, & entrent dans le canal de l'épine par les échancrures lattérales des vértebres, par les membranes, &c. & y forment des anneaux à peu près comme les intercostales ; elles donnent aussi des artères aux nerfs.

L'Aorte inférieure se termine vis-à-vis la derniere vértebre des lombes, & quelquefois plus haut, où elle se divise lattéralement en deux grosses branches ; l'une à droite, & l'autre à gauche, appellées *artères iliaques* ; elles font chacune le tronc commun de même nom.

De leur division, il part une artère, & quelquefois deux, qu'on appelle *facrées*, qui fe ramifient fur l'os facrum, & fur les parties voifines de l'inteftin *rectum*, & entrent par les trous antérieurs de l'os facrum dans le canal de cet os, où elles fe diftribuent de côté & d'autre ; elles donnent auffi des arterioles aux gros cordons des nerfs qui y font renfermés, & s'infinuent dans le tiffu cellulaire intérieur de ce même os. Chaque iliaque fe fubdivife en *iliaque externe*, en *iliaque interne*, ou *hipogaftrique*, que l'on verra ci-après.

L'*Artère crurale*. Cette artère eft la continuation de l'*iliaque externe* ; elle fort du bas-ventre, entre le ligament tandineux de Fallope, & le tendon du mufcle pfoas, fur l'union des os des ifles avec l'os pubis ; en fortant, elle donne trois petits rameaux que l'on voit ici (81.) Celui qui fe voit dans la feconde Planche, eft appelé petite honteufe externe ; le fecond va au mufcle pectineus, & le troifiéme au mufcle couturier ; & ils jettent de petites divifions aux tégumens voifins.

L'Artère crurale defcend enfuite vers la tête du fémur, & fe contourne dans cet endroit près la veine crurale, pour aller gagner le deffus de cette veine, à quelques travers de doigts plus bas. Dans cet efpace, ou ce trajet, depuis fa fortie du bas-ventre, elle n'eft couverte que de la graiffe & de la peau, étant fur le pectiné & fur la divifion du triceps. A l'endroit de fon déplacement ou contour *, cette artère produit trois branches confidérables, une externe, une moyenne, une interne. Nous voyons ici l'origine de ces trois branches ; elles vont fur les mufcles cruraux, vafte externe, grefle antérieure & fafcialata, & même l'une de ces branches remonte jufqu'au moyen feffier fur le trocanter ; & les rameaux de cette branche, par leurs divifions, communiquent avec le premier rameau de la grande honteufe & avec la fciatique.

A l'égard de la branche moyenne, elle defcend fur la partie interne de la cuiffe, entre les portions du mufcle triceps qu'elle perce, pour fe diftribuer au grand feffier, aux mufcles demi-nerveux, demi-membraneux, & aux tégumens voifins. Elle eft vue dans cette figure, & elle le fera dans les dernieres de mon Cours Anatomique.

La branche interne va en arriere fur les quadrijumaux vers le grand trocanter, & après avoir donné un rameau qui entre dans l'articulation du fémur, elle defcend en arriere, & fe jette aux mufcles qui couvrent les os par plufieurs autres rameaux, dont l'un entre dans l'os même, à côté de la ligne âpre.

L'artère crurale, après la diftribution de ces branches, defcend entre le couturier & le vafte interne & le triceps, comme l'on voit dans la figure gauche, en jettant des rameaux aux environs & à la partie inférieure de la cuiffe ; elle traverfe le triceps un peu au-deffus du condyle, où elle change de nom, & où elle prend celui de jarretiere & de *poplitée*, & elle fe fourre dans le creux du jarret avec fa compagne, c'eft-à-dire, la veine du même nom.

L'*Artère poplitée* (94. *Planc. II.*) n'eft couverte que des tégumens dans cet endroit ; elle arrofe par des rameaux le condyle de part & d'autre, & ces rameaux communiquent avec ceux des divifions inférieures de l'artère crurale dont nous venons de parler.

Cette artère donne encore à l'articulation du genou des rameaux, dont un paffe entre les ligamens croifés, & en defcendant, elle jette fes branches aux mufcles grands jumaux & poplités ; enfuite elle jette deux rameaux, l'un interne & l'autre externe ; le premier embraffe la tête du tibial, fur lequel il paffe en devant entre le ligament latéral externe de l'os, & communique avec les rameaux qui embraffent le fémur ; le fecond rameau paffe par-deffus la tête du péroné, & fe gliffe entre la tête du tibia & le ligament latéral externe du genou ; ce rameau embraffe l'articulation jufqu'aux ligamens de la rotule. Ces rameaux communiquent encore avec les précédens. Il naît au-deffous de ces rameaux une arteriole fur la furface poftérieure du ligament interoffeux, attenant le tibia, dans lequel elle fe plonge. Cette artère poplitée fe termine enfin en deux branches, que l'on nomme *tibiale antérieure* & *tibiale poftérieure* ; celle-ci fous-divife encore, & fa divifion externe, & la plus petite, fe nomme *péronniere poftérieure*.

La *Tibiale antérieure* (96. *Planc. II. fig. I.*) paffe entre la tête du tibia, & la tête du péroné, jette des rameaux en haut, en bas & aux côtes qui communiquent avec la poplitée, & fe jette de part & d'autre aux environs de la partie

fupérieure de cet os, & enfuite cette artère defcend fur le ligament interoffeux entre le mufcle jambier antérieur, & l'extenfeur du pouce. Cette artère fe jette enfuite fur la partie inférieure & antérieure du tibia, & paffe fous le ligament annulaire commun, & fous l'extenfeur du pouce, pour fe plonger dans l'articulation du pied, & donne en chemin faifant, depuis les divifions dont nous venons de parler, à droite & à gauche, des rameaux qui fe plongent dans les mufcles, & qui communiquent avec les artères fuivantes.

Les branches inférieures de la tibiale antérieure fe gliffent entre l'aftragal & le calcaneum, & fe diftribuent à l'articulation du pied & aux os du tarfe ; ces branches communiquent avec celles de la tibiale poftérieure & de la péroniere, & ces communications font des efpèces de fragmens de cercle qui environnent en partie les os du tarfe de part & d'autre.

Cette artère s'avance après ces divifions le long de la convexité du pied jufqu'aux intervalles du premier & du fecond os du métatarfe ; entre les têtes de ces petits os, elle jette une petite branche qui perce les mufcles interoffeux fupérieurs, paffe par-deffous, & va fe joindre avec l'extrémité de la tibiale poftérieure, avec laquelle elle forme fous la plante du pied une arcade nommée plantaire. Outre cette petite branche, elle jette encore par-deffus les autres os du métatarfe deux ou trois rameaux confidérables, qui vont aux mufcles interoffeux & aux tégumens, & qui fe communiquent mutuellement.

Elle finit après toutes les divifions que nous venons de voir, & qu'on apperçoit en partie dans cette figure, par deux rameaux, dont l'un va au mufcle thenar & au côté interne du pouce, & l'autre fe partage pour le côté externe du pouce & pour le côté interne du fecond orteil.

(95. *id.*) La *Tibiale poftérieure*, qu'on nomme auffi *artère furale*, defcend entre les mufcles folaires, le jambier poftérieur, le long fléchiffeur propre du pouce, auxquels elle fournit du fang, ainfi qu'à la moëlle du tibia, par une efpèce de canal offeux qui fe trouve dans la partie moyenne & poftérieure. Cette artère ferpente derriere la malléole interne, après avoir donné tous fes rameaux, en communiquant avec l'artère antérieure, où elle eft couverte des veines voifines ; elle paffe fous la plante du pied entre la face concave du calcaneum & le mufcle thenar, où elle fe divife en deux rameaux, l'un intérieur & l'autre poftérieur ; l'externe, que l'on nomme plantaire externe, paffe obliquement par la face concave du calcaneum, fous la plante du pied, & va jufqu'à la bafe du cinquiéme os du métatarfe, & de-là fait une efpèce d'arcade jufques vers le pouce, où elle communique avec la tibiale antérieure, comme nous avons déja dit. La convexité de cette arcade fournit aux deux côtés de chacun des trois derniers orteils, & au côté du fecond orteil des rameaux, qui forment enfemble fur l'extrémité, ou fur le milieu de chaque doigt, des petits arcs de communication entr'eux.

Le rameau interne s'appelle *plantaire interne* ; il fe jette au milieu de la plante du pied, où il fe fous-divife, pour fournir le pouce, & pour communiquer aux autres orteils, & s'anaftomofer avec les divifions dont nous avons parlé.

La *Peronniere* (98. *id.*) defcend au contraire le long de la face du péroné, entre le mufcle folaire & le fléchiffeur du pouce, où elle donne des rameaux, & étant parvenue au bas du péroné, elle jette une branche qui fe plonge entre le tibia & le péroné, qui paffe fur leurs extrémités de derriere en devant, & fur le ligament interoffeux, & fe diftribue au tarfe & aux tégumens ; elle defcend enfuite fur la partie poftérieure du péroné jufqu'au calcaneum, & forme une arcade entre l'aftragal & le tendon d'Achille. Cette arcade communique avec la tibiale poftérieure ; elle fe jette après en dehors, où elle a de légeres communications avec la tibiale antérieure, par une arcade qui fournit plufieurs rameaux aux parties voifines.

Ces artères, ou branches inférieures de la crurale, ont des fréquens anaftomofes, foit dans la peau ou fur le periofte, que l'on diftingue encore mieux dans le fœtus, lefquels forment une efpèce de *rete mirabile*.

Je vais expliquer les *veines crurales* ; il ne fuffit pas de ce que nous en avons dit à l'explication des premieres figures, des deux premieres Planches qui les repréfentent dans leurs fituations naturelles, avec leurs divifions.

LA VEINE CAVE SUPÉRIEURE.

(Planche I. fig. I. 45.) La veine cave a deux troncs essentiels & distincts l'un de l'autre, qui sortent séparément de l'oreillette droite du cœur. Le tronc supérieur, ou *veine cave supérieure*, est celle qui rapporte le sang de la tête des extrémités supérieures, de la poitrine & de la veine azigos dans le cœur. Celle qui descend dans le bas-ventre, qu'on appelle *veine cave inférieure*, ou descendante, après avoir percé le diaphragme, ce qu'elle fait cependant en recevant les veines hépatiques, peu après la sortie du diaphragme, va se diviser à l'entrée du bassin, ayant donné auparavant plusieurs branches, où elle forme avec l'aorte les iliaques ; elle accompagne les artères par ses divisions, & ses branches sortent ensemble au bas-ventre, pour recevoir le sang des extrémités inférieures que les artères crurales ont arrosé ; mais nous pouvons observer, pour éviter toute équivoque dans l'exposition que l'on fait des blessures sur les noms que l'on donne à ces veines d'*ascendante & descendante*, que ce n'est qu'à cause de leurs configurations qu'elles sont ainsi nommées : car s'il falloit les désigner, par rapport à leurs fonctions, la veine cave inférieure & descendante, est celle qui remonte le sang dans le cœur, & non pas celle qui le descend ; au contraire, la veine cave supérieure & ascendante est celle qui descend le sang dans le cœur, & non pas celle qui le monte ; ce qui a occasionné souvent des équivoques parmi les jeunes Chirurgiens dans le récit & l'exposé de leurs observations. C'est pourquoi en se servant du terme de *supérieure* & d'*inférieure*, on désigne mieux les divisions appartenantes à l'une de ces veines, dans leurs proximités & leurs anastomoses.

Ces veines ont de commun avec les artères qui les accompagnent, que la plupart des branches capitales & des troncs inférieurs sont pairs ; mais que leur division ou rameaux ensuite n'observent point de parité entre celles du côté gauche & celles du côté droit. On doit excepter les branches capitales, la veine azigos, & quelques autres petits troncs inférieurs.

Il faut observer encore que la veine cave inférieure n'a qu'une petite portion renfermée dans le péricarde. On n'apperçoit sur la partie antérieure de cette veine tout au plus qu'une petite ligne de trajet dans le péricarde, & sur sa partie postérieure environ trois lignes.

La *Veine cave supérieure*, ou ascendante, est celle que nous voyons dans cette figure avec ses divisions ; la racine de cette veine est dans l'oreillette droite du cœur, & renfermée dans le péricarde, du côté droit de l'aorte, & un peu plus avancée, & se trouve sous les cartillages des vraies côtes, du côté droit ; son tronc monte presque d'aplomb, en suivant à-peu-près la position du sternum ; elle s'incline cependant vers l'aorte à mesure qu'elle s'élève, & étant arrivée derriere la cartillage de la première vraie côte, elle se partage, & forme du côté droit & du côté gauche les deux souclavieres, posées effectivement sous les clavicules ; mais auparavant ce tronc reçoit quelques petites branches du côté droit. Ces petites branches que nous ne voyons pas ici, parce qu'on a supprimé les côtes & le pectoral, viennent du diaphragme, du diaphragme, des glandes thimiques, des muscles intercostaux, du médiastin, de la plevre, du grand pectoral, de la mammelle & des graisses.

La *Veine souclaviere* (19. *id.*) après avoir donné une partie des branches pectorales, passe devant la portion antérieure du muscle scalene, & se glisse entre la première côte & la clavicule, pour gagner l'aisselle, où elle prend le nom d'*axillaire*; dans ce trajet, elle donne plusieurs branches, qui sont les veines musculaires & thoraciques. Cette veine étant parvenue à la tête de l'humérus, jette une branche considérable, qu'on appelle *veine céphalique* ; & se continue sur le bras sous le nom de *veine basilique* ; quelquefois cette veine n'est que la branche de l'axillaire, & la céphalique en est la continuation ; c'est selon leurs directions particulieres, & à la grosseur plus ou moins considérable de l'une ou de l'autre.

La *Veine céphalique* (27. *id.* & 30, *fig.* I. & II.) s'unit un peu après son origine avec la petite céphalique, qui vient de la souclaviere, ou de la jugulaire externe, & se glisse superficiellement entre le muscle deltoïde & le grand pectoral, pour former cette union ; il y a d'autres unions quelquefois avec ces veines, par des doubles rameaux qui se rencontrent autour de la jointure du bras. La veine céphalique passe entre les tendons des muscles ci-dessus, & descend le long du bord externe de la portion externe du muscle biceps ; elle communique dans ce trajet avec la basilique, & donne des rameaux aux muscles voisins, à la peau & à la graisse. Au-dessous du condyle externe de l'os du bras, elle jette un rameau qui remonte entre le muscle brachial antérieur, & la portion supérieure du muscle long supinateur, qui va communiquer avec quelques branches de la basilique.

La céphalique étant parvenue au pli du bras, se divise en deux branches. La plus longue est nommée la *veine radiale externe* ; la courte se nomme, si l'on veut, *veine médiane céphalique*, (34. *id.*) ce qui la distingue alors d'une pareille branche de la veine basilique. La radiale externe coule le long du rayon entre les muscles & les tégumens, en se divisant de côté & d'autre, & s'anastomosant avec celles de la veine basilique ; cette veine forme des veinules comme la saphene en fait sur les extrémités inférieures.

La veine courte de la céphalique s'anastomose avec la pareille de la basilique dont nous venons de parler, que l'on nomme aussi *veines médianes latérales*, & forment à leur union une grosse branche, appellée *grosse médiane*, ou *grande médiane*, (38. *id.*) dite aussi médiane de riolan. De cette union part aussi une branche qui descend sur la partie interne de l'avant-bras, vis-à-vis le ligament interosseux, qu'on appelle *veine profonde* (36. *id.*) de l'avant-bras. Cette veine part aussi quelquefois un peu après la naissance de la grande médiane. La médiane céphalique dont nous avons parlé, ou médiane latérale céphalique, jette une branche longue qui suit le rayon, & est appellée *radiale interne*.

Après toutes ces divisions, la céphalique diminue, & suit la route à-peu-près de l'artère radiale jusqu'à l'extrémité du rayon, d'où il part un rameau particulier qui va entre le pouce & le métacarpe, sous le nom de *céphalique du pouce*. Ces veinules fournissent aux muscles interosseux des filets qui reçoivent le sang de ces parties, & des tégumens de la main.

La *basilique* (31. *id.*) que les anciens nommoient *veine du foie*, ou *veine hépatique* par excellence, a quelquefois une double naissance de la veine axillaire. Elle reçoit le sang sous la tête du bras par une branche assez grosse qui passe traversalement autour du col, & de cet os de dedans en arrière, & derriere en dehors, en se ramifiant sur l'omoplate. Cette branche peut se nommer *articulaire*, ou *sous-humérale*. La basilique ensuite reçoit le sang de deux petites veines qui accompagnent l'artère brachiale, & l'embrassent d'espace en espace, par des petites communications entre elles, on peut appeler ces veines, selon M. Winslow, *veines satellites de l'artère brachiale* ; car c'est lui qui a donné le nom aussi de *veines articulaires* à celle dont nous venons de parler, & à d'autres dont j'ai fait mention ci-dessus, les autres Anatomistes ayant négligé de les indiquer par quelque terme significatif du lieu qu'elles occupent ; quelquefois ces petites veines satellites naissent de la veine profonde supérieure.

Au-dessous du col de l'humérus, près du creux de l'aisselle, derriere le tendon du grand pectoral, la basilique donne une veine considérable, qui descend à côté de l'artère brachiale, pour recevoir le sang de l'intérieur du bras, qu'on appelle la *veine profonde supérieure* (33. *id.*).

La basilique continue sa route entre les tégumens & les muscles, où elle communique avec la profonde & la céphalique, & étant parvenue au pli du bras, donne la *médiane basilique* (35. *id.*) dont nous avons parlé ; descend le long de l'os du coude, entre les tégumens & les muscles, sous le nom de *cubitale interne*, en s'anastomosant toujours de part & d'autre. Elle jette au commencement de son trajet sur l'avant-bras, une branche nommée *cubitale interne* ; & étant parvenue à l'extrémité de l'os du coude, elle jette sur la convexité du carpe plusieurs rameaux, dont un, sous le nom de *salvatelle*, va gagner le petit doigt, du côté du doigt annulaire.

LA VEINE CAVE INFÉRIEURE.

Cette veine ayant percé le diaphragme, passe par la partie postérieure de la grande scissure du foie, entre le lobe & le lobule de *spigellius*. Dans ce trajet, elle donne ordi-

nairement

nairement trois groffes branches, appellées veines *hépatiques*, c'eft-à-dire d'*hepar*, le foye. Effectivement, ces veines vont fe ramifier dans le foye ; (en parlant du foye en particulier, nous décrirons ces vaiffeaux.)

La *veine reinale droite* eft l'une des groffes branches de la veine cave, qui vont de chaque côté de cette veine fe porter aux reins ; celle-ci eft plus courte, & defcend un peu obliquement pour aller joindre le rein. (54.*fig. I. Planc I.*)

Les *veines reinales du côté gauche* font plus longues que la précédente ; & cela doit être ainfi, puifque le tronc de l'aorte defcendante eft entre le rein & le tronc de la veine cave, qui les reçoit de ce côté, ce qui ne fe trouve pas du côté droit, où le rein eft plus proche de la veine cave.

Les veines reinales du côté gauche fe trouvent placées immédiatement fous l'artère mefenterique fupérieure. Il n'eft cependant pas ordinaire qu'il y ait deux veines reinales d'un côté, & une de l'autre, ou deux de chaque côté ; affez fouvent on n'en rencontre qu'une feule à droite, & une feule à gauche. Ces veines jettent en haut des veines capfulaires qui accompagnent les artères du même nom dont nous avons parlé, & en bas des veines adipeufes qui vont à l'enveloppe graiffeufe des reins. La veine fpermatique gauche fournit ordinairement la veine *fpermatique* du même côté, comme l'on voit dans cette figure.

Les deux reinales vont gagner l'échancrure des reins par plufieurs ramifications, qui fe diftribuent dans leur fubftance ; ainfi qu'elles font dépeintes au côté droit(*c. fig. id.*).

Les *veines fpermatiques* accompagnent les artères dont nous venons de parler, & les fuivent dans leur divifion ; un peu après avoir croifé les uretères, elles produifent une branche confidérable, qui fe divife enfuite en deux rameaux, dont l'un communique avec la veine capfulaire, ou fur-reinale, & l'autre communique affez fouvent avec les veines reinales ou émulgentes ; elles communiquent enfuite avec la veine *mefaraïque* ; elles fe multiplient en approchant des anneaux, & s'anaftomofent entr'elles de diftance en diftance ; les rameaux de ces veines fe tortillent & s'entrelaffent les uns avec les autres, & avec les artères qui les accompagnent, enfermées dans la gaîne dont nous avons parlé, ce qui les a fait appeller des Anciens, vaiffeaux *Panpiniformes*. Les veines & les artères fpermatiques font fi adhérentes entr'elles en certains endroits, que c'eft ce qui a fait croire que les veines s'anaftomofoient avec les artères, ce qui eft abfurde, & contredit par les Anatomiftes les plus favans, entr'autres par M. Winflow. (59. *fig. id.*)

DES PARTIES NATURELLES DE L'HOMME.

Les *Tefticules*. Les anciens les appelloient *Didimes*, c'eft-à-dire Jumeaux. Les tefticules forment deux corps glanduleux dont on voit ici la figure & le volume. (⅓ de nature.) Ils font plus ou moins gros, felon l'âge & le tempérament. La partie fupérieure eft couronnée d'un appendice, que l'on nomme épididime. (*m. fig. I. Planc. I.*)

Les tefticules font fufpendus dans une enveloppe cutanée *&* commune, appellée *Scrotum ;* ils font auffi enveloppés de deux membranes particulieres. La premiere, eft la gaîne du cordon fpermatique, que l'on appelle tunique *vaginale ;* mais leur tunique propre eft une membrane affez épaiffe antérieurement & très-mince par fa partie poftérieure, que l'on nomme tunique *albuginée*, c'eft-à-dire, blanche.

Les tefticules font compofés d'un nombre infini de petits canaux, extrêmement déliés, qui font plufieurs circonvolutions, & font contenus dans différens paquets féparés par des cloifons membraneufes. Ces cloifons aboutiffent au noyau du tefticule, & tiennent de l'autre côté à la partie interne de la membrane albugineufe. Le noyau du tefticule, ou la réunion de ces petits paquets, forment enfuite le commencement des épididimes.

Les *épididimes* font la partie faillante du tefticule, & ne font que le prolongement du noyau. La tête de l'épididime eft la partie antérieure qui fort du tefticule même, à côté des vaiffeaux fpermatiques, & la queue eft fa partie poftérieure qui va former les canaux déférens. (*n. fig. id.*)

Nous parlerons du *fcrotum* & du *dartos* dans un autre endroit.

Les *canaux déférens* font la continuation des épididimes. Ils forment des tuyaux blancs un peu applatis, de la groffeur du tuyau d'une plume d'aîle de pigeon, quelquefois plus forts, ils vont joindre, en fe couchant fur les épididi-

mes, les vaiffeaux fpermatiques, & montent dans la gaîne commune, que l'on appelle *cordon fpermatique*, vers le bas où ils quittent les vaiffeaux fpermatiques, pour fe gliffer à côté de la veffie, où ils fe recourbent, & viennent fe terminer à la partie inférieure & extérieure du col de la veffie. (*o. fig. id.* & HH.*fig. II, Planche II.*)

Dans leurs trajets, les canaux déférens paffent derriere l'artère ombilicale, en la croifant, & en croifant auffi les uretères. Ces canaux font à leur naiffance vers l'épididime, & plus gros que dans le refte de leurétendue ; ils diminuent vers les véficules féminales & fe tortillent ; en finiffant ils deviennent très-minces.

Les *véficules féminales* font des réfervoirs de la femence que les canaux déférens lui portent, déja préparée, & propre à la formation animale.

Ce font deux corps blanchâtres, boffelés & mollets, longs de trois ou quatre travers de doigts, larges d'un travers de doigt, & épais environ d'un tiers de cette largeur, fitués obliquement entre le reftum & la partie inférieure de la veffie ; de maniere que leurs extrémités fupérieures font éloignées l'une de l'autre, & que les inférieures font jointes enfemble entre les extrémités des canaux déférens, dont elles imitent & l'obliquité & la courbure.

Elles font inégalement arrondies par en haut, leur largeur diminue par degrés vers le bas ; elles forment par l'union de leurs extrémités inférieures une efpéce de fourche, dont les branches feroient larges & recourbées en maniere de cornes de Belier. Ces extrémités inférieures font fort étroites, & forment par leur union une efpéce de col menu, qui fe gliffe fous la veffie vers le centre, & enfuite continue fon chemin dans la gouttiere des proftates, & dans l'épaiffeur de la portion voifine de l'uréthre, ou enfin les extrémités percent l'épaiffeur de la caruncule.

Elles font pliffées en dedans, & comme diftinguées en plufieurs capfules véficulaires, par des replis tortueux. Leur furface externe eft revêtue d'une membrane fine, qui borde & bride les replis. Cette membrane eft une vraie continuation du tiffu cellulaire du péritoine. On peut débrider les replis, & par ce moyen déployer les tortuofités, & rendre le corps des véficules beaucoup plus long qu'il n'eft quand il eft replié.

La furface interne de leur tiffu eft veloutée & glanduleufe, & fournit continuellement un fuc particulier, qui digere, exalte ou affine, & perfectionne de plus en plus la matiere féminale qu'elles reçoivent par les canaux déférens, & dont elles font les réfervoirs pendant un certain temps.

Le paffage des canaux déférens dans ces véficules eft très-fingulier. J'ai dit ci-deffus que les canaux déférens fe recourbent derriere la veffie, & s'y rencontrent par leurs extrémités fort rétrécis. Ces deux extrémités s'uniffent en maniere d'angle, & fe gliffent entre les extrémités voifines des véficules féminales. Elles s'y uniffent fi étroitement enfemble, que leurs portions adoffées ne paroiffent faire qu'une cloifon mitoyenne entre deux petits tuyaux, dont chacun eft formé en partie par l'extrémité de l'un des canaux déférens, & en partie par l'extrémité de la véficule voifine.

L'union latérale de l'extrémité du canal déférent, & de l'extrémité de la véficule de chaque côté forment auffi entr'elles une efpéce de cloifon particuliere très-courte, qui fe termine en croiffant, comme une petite valvule femilunaire. L'extrémité du canal déférent eft plus étroite que celle de la véficule feminale. » Cette méchanique, dit M. » Winflow, dans fon expofition anatomique, permet tou- » jours au liquide de chaque canal déférent de s'infinuer peu- » à-peu dans la véficule féminale du même côté, & elle » empêche celui de la véficule de rentrer dans le canal dé- » férent.

» Quand on fouffle par un des canaux déférens, après avoir » fermé l'uréthre, le vent gonfle la véficule féminale voifine, » & le canal urinaire, fans paffer dans l'uréthre, ni dans » le canal de l'autre côté, à moins qu'on ne le pouffe avec » violence.

Enfuite, les deux petits tuyaux, formés chacun par l'extrémité d'un canal déférent, & par celle d'une véficule feminale fe gliffent entre la bafe des proftates & le canal de l'uréthre, dont ils percent obliquement l'épaiffeur, & abou-

C

lissent à la caroncule ; comme il est dit ci-devant.

Les Anatomistes conviennent que la semence humaine *séjourne pendant un certain temps dans les vésicules*. Ils ont observé ici une valvule qui se trouve à l'ouverture de leur communication avec les vaisseaux déférens. Ils observent encore que cette valvule *permet à la semence d'entrer dans la vésicule & l'empêche d'en sortir*, & enfin, que la vésicule droite ne communique pas avec la vésicule gauche.

Cela étant, n'auroit-on pas dû, dans ce cas, faire les recherches que l'on a faites depuis si-long-temps, pour savoir si l'animal se formoit dans ces vésicules ?

Par l'admirable structure des vésicules de l'homme, & leur situation avantageuse à la production de la semence, ne devoit-on pas deviner leur usage ? Au lieu que les parties de la femme ne paroissent qu'un réservoir propre à se dilater & à se rétrécir selon le besoin de l'embrion ou du fœtus : elles n'ont rien de commun avec sa formation, puisque de toutes ces parties, les ovaires & les prostates, ou glandes du vagin, sont les seuls instrumens qui servent dans le moment de la conception à filtrer directement des vaisseaux spermatiques, & des branches des hypogastriques, une liqueur qu'ils laissent couler dans la matrice, semblables en cela à tant d'autres glandes dont le corps est parsemé.

Si les *molécules organiques*, ou les liqueurs *prolifiques* étoient partagées entre le mâle & la femelle, les deux sexes n'auroient-ils pas les mêmes organes & les mêmes semences ? Si cela n'est pas, il faut donc convenir que les molécules & les liqueurs prolifiques ne sont pas également partagées entre les deux sexes, & déférer au mâle les plus parfaites.

La *glande prostate* (P. *fig.* 6.) a la figure à-peu-près d'une châtaigne ; elle entoure entierement l'entrée du canal de l'urêthre ; elle se trouve aussi située entre la vessie & le bulbe, & fortifie dans cet endroit le canal auquel elle est adhérente. Dans la situation naturelle, cette glande se trouve appuyée sur le *rectum*, & sa partie est sous la lèvre interne de l'arcade de l'os pubis. Son tissu interne est spongieux, très-serré ; on trouve dans chaque lobe des prostates, plusieurs follicules qui s'ouvrent dans la portion de l'urêthre vers le fond de la gouttiere. Ces glandes ont leurs orifices autour de celui des vésicules séminales, au commencement de l'urêthre, ainsi que l'on va l'expliquer.

Le *gland* (Q. *fig.* 7.), ou le chapiteau de la verge, est formé par la continuation du tissu spongieux du canal de l'urêthre, & ne communique point avec les corps caverneux ; il leur est seulement étroitement uni. En soufflant le tissu de l'urêthre, on le gonfle aussi-tôt, ce qui n'arrive point lorsque l'on souffle dans les corps caverneux ; mais ces corps communiquent au contraire de l'un à l'autre. La figure démontre ici sa forme mieux que toutes les descriptions que l'on en pourroit faire. La convexité du gland est garnie d'un velouté extrêmement subtil, qui est recouvert d'une membrane fine. La circonférence de la base est garnie d'houppes nerveuses, d'un double lobe de petits *mammelons*, que l'on peut regarder comme des glandes *sébacées* qui produisent certaine liqueur visqueuse, au moyen de petits tuyaux excrétoires, auxquelles on a donné le nom de *glandes odoriférantes de tyson*.

Les corps *caverneux* sont des tuyaux presque cylindriques, ainsi qu'on les voit dépeints ; le tissu ligamenteux qui forme leurs parois est élastique ; ils sont composés de fibres fines & déliées en parties transversales, & en partie plus ou moins obliques, comme on le voit dans la coupe de la quatrième figure, (O. *Planc. II.*) leurs cavités sont remplies d'un tissu lulaire & caverneux, qui paroit être la continuation du tissu extérieur ; les cellules communiquent ensemble, & sont continuellement plus ou moins remplies de sang, à-peu-près comme le tissu cellulaire de la ratte, avec cette différence que les parois des cellules sont ici plus épais, & leurs cavités sans aucun tissu accessoire. On apperçoit ici de quelle façon ils sont placés ; ils se touchent à la partie supérieure de la verge, & à leur extrémité ; ils s'unissent par la communication de leurs fibres & de leurs cellules ; de sorte, comme je l'ai dit, que quand on les souffle, l'air de l'un remplit l'autre, & leur jonction forme deux gouttieres, une supérieure & extérieure, & l'autre intérieure & inférieure, occupée par l'urêthre ; leur extrémité sur le gland est arrondie, & le gland les emboîte dans leurs extrémités ; elles applatissent à cet endroit le canal de l'urêthre. (*Voyez cette figure en grand, Exp. Anat. des maux Vénériens.*)

Les racines des corps caverneux sont attachées chacune en particulier de côté & d'autre au bord de la petite branche de l'os ischion, & à celle de l'os pubis, où ils s'arrondissent. Dans cet état, ils s'arc-boutent entre le gland & ces os, & font une espèce d'effort élastique, lorsque le gland est appuyé.

Le *canal de l'urêthre* (S. *fig.* 6.) est très-adhérent aux corps caverneux. Le corps qui le forme est une lame spongieuse, excepté du côté de la vessie, où cette lame est extrêmement membraneuse. Les surfaces extérieures & intérieures de cette lame, ou pour mieux dire du canal, sont aussi membraneuses.

La substance spongieuse dont nous parlons, qui est celle qui forme le canal, est accumulée au commencement du canal dans la partie inférieure & postérieure, & forme une espèce de *bulbe*, ou d'oignon, lequel est divisé en deux parties par une cloison très-fine & membraneuse ; dans le gonflement de ces parties, il le fait paroître double. (*Voyez la sixième figure même Planche.*)

Le *verumontanum*. C'est une éminence, percée dans sa partie la plus grosse, de deux petites ouvertures de chaque côté de son sommet, quelquefois d'une seule, & rarement de trois. Ces ouvertures que l'on distingue ici par deux points noirs, sont les orifices des canaux excrétoires des vésicules séminales par où sort l'embrion. Il paroit à l'extrémité de chacun de ces trois orifices un petit corps membraneux très-fin & très-délié, fait à-peu-près comme l'orifice externe de la matrice dans les femmes. A chaque côté de ces orifices, c'est-à-dire aux bords inférieurs & latéraux du verumontanum, à quatre, cinq, ou six trous rangés en croissant : ce sont les orifices des canaux ou conduits excrétoires des prostates, lesquels canaux viennent des follicules qui divisent intérieurement les prostates, & comme il n'y a rien d'inutile dans la nature, & que le Créateur a pourvu à notre conservation dès l'instant de notre formation, ces petits canaux, rangés tout proches ceux dont nous venons de parler, fournissent par leurs petits orifices la liqueur claire & transparente qui entoure dans l'instant l'embrion & le conserve dans son intégrité pendant son trajet le long du canal de l'urêthre jusqu'au fond de la matrice où il se dépose. Cette liqueur peut même accélérer, par sa viscosité, le jet de cet embrion, (*cc. bb. fig.* 4. *Planche. II.*)

Les *lacunes de l'urêthre*. Le canal est tapissé intérieurement, comme nous l'avons dit, d'une membrane très-fine. Cette membrane est parsemée d'une grande quantité de vaisseaux capillaires, & percée de quantité de trous, ou de petites lacunes, dont celles du côté du gland sont les plus considérables. Les lacunes sont les orifices des canaux excrétoires de quelques petits corps glanduleux, dispersés dans la substance spongieuse de la lame du canal, que l'on appelle *membrane interne*. (*Voyez cette partie dans l'Exposition Anatomique des maux vénériens*.)

Le bord de ces lacunes est sémilunaire. Ce sont apparemment les ouvertures des canaux qui arrosent l'embrion dans son trajet par le canal de l'urêthre.

Les *antiprostates*, ou petites prostates, sont deux corps glanduleux, situés aux deux côtés de la convexité du tissu spongieux de l'urêthre, près du bulbe, & de la grosseur d'un noyau de cérise, un peu oblong & applati, & tout-à-fait couvert des muscles accélérateurs. Les secondes prostates ont leur issue à environ un travers de doigt au-dessous du verumontanum, comme je les ai représentées ici, & sont les plus considérables de toutes ; elles forment même une espèce de petite rigole, dirigée vers la sortie du canal de l'urêthre. (P. *fig. id.*)

L'orifice de l'urêthre finit à l'extrémité du gland, par un orifice oblong en forme de fente, dont les lèvres paroissent environnées de petites fibres charnues.

Le ligament suspensoir se voit ici à la premiere figure, (marqué w.) Voyez la planche quatrième, pour ce qui reste à observer dans la démonstration des parties de l'homme.

MUSCLES DES PARTIES DE L'HOMME.

Pour mieux démontrer les muscles des parties de l'homme, je vais expliquer ceux qui sont représentés dans la seconde figure de la quatrième Planche, & dans la seconde, troisième & sixième figure de la deuxième Planche, la même lettre indiquera les parties de ces trois figures ; & lorfqu'on voudra les étudier, on cherchera la lettre indiquée fur chacune de ces figures en particulier, ce qui évitera la confufion.

Les mufcles *érecteurs* (N.). Ces mufcles que l'on voit très-diftinctement dans ces figures, font appuyés obliquement fur l'os *ifchion*, depuis la tubérofité ; ils vont accompagner la racine des caverneux jufqu'à la fymphife de l'os pubis, enfuite s'attachent par l'autre bout un peu avant fur les corps caverneux, où ils s'uniffent en s'épanouiffant réciproquement fur l'un & l'autre de ces corps.

Les mufcles *accélérateurs*. (*a*.) Les accélérateurs forment un mufcle pyriforme, féparé par un tendon mitoyen attaché au bas du ligament interoffeux des os pubis, à l'union des mufcles tranfverfes, & à l'fphincter cutané de l'anus. Ces mufcles couvrent le bulbe de l'uréthre, ainfi qu'on le voit, jufqu'à la naiffance du ligament fufpenfoir ; leur tendon mitoyen (marqué X.), répond à la cloifon des deux deux caverneux vers l'extrémité des mufcles érecteurs, où ils s'attachent chacun en particulier à la partie latérale & extérieure de ces corps.

Les mufcles *tranfverfes* (*b*.), que l'on nomme triangulaires, font deux paquets charnus, oblongs & étroits, attachés par leurs extrémités à la naiffance de la branche de l'os ifchion, & vont fe rencontrer enfemble fous la pointe de la proftate, où ils forment une efpèce de bifurcation dont le milieu fert d'attache commune aux mufcles de l'uréthre, & aux fphincters cutanés de l'anus.

Les mufcles *proftatiques fupérieurs* (*c*.) font petits & fort minces, pofés à côté des attaches des mufcles obturateurs internes, & fous l'os pubis à fa partie fupérieure & interne, d'où ils fe répandent fous les proftates, pour les refferrer dans leurs actions.

Les *proftatiques inférieurs* (*d*.) ne font que des petits plans tranfverfes, que l'on ne voit ici que dans la deuxième figure de la quatrième Planche, auffi-bien que les précédens, attachés d'une part à la fymphife qui tient la branche de l'os pubis avec l'ifchion, & de l'autre réciproquement enfemble ; c'eft-à-dire, que tous les proftates les deux n'en font qu'un, & fervent de fangle & de fufpenfoir à la glande, & aident auffi avec les précédens à preffer la glande dans le befoin. Ils ont certains filets qui s'en détachent, pour s'unir avec les tranfverfes & les fupérieurs dont nous venons de parler.

MUSCLES DE L'ANUS.

Comme nous n'avons pas occafion de parler ailleurs des mufcles de l'anus, il eft à propos de les décrire dans cette figure à la fuite des mufcles que nous venons de démontrer.

A l'extrémité de l'inteftin *rectum*, il y a une efpèce d'orifice retréci & pliffé, compofé de fibres, lefquelles font environnées de plufieurs mufcles, dont les uns refferrent étroitement fon extrémité, & les autres lui fervent de fangles larges, pour le foutenir dans fa fituation naturelle & le remettre s'il étoit dérangé.

Les *fphincters cutanés* (*e*.) de l'anus. Ces deux mufcles entourrent l'extrémité, & forment enfemble une efpèce d'ellipfe pointue, par fes deux extrémités. L'extrémité poftérieure de ces deux mufcles tient à la pointe du *coccix*, & à fon ligament cutané ; la pointe antérieure de ce mufcle s'attache au tendon mitoyen du mufcle tranfverfal, & monte avec d'autres mufcles à l'uréthre.

Nous ne faifons point mention du fphincter inteftinal, ou orbiculaire de l'anus, dont nous parlerons dans les autres traités.

Les *releveurs de l'anus*.(*f*.) Ce font des portions mufculaires en forme de bandes larges & minces, attachées par leurs parties charnues tout autour de la concavité du petit baffin, depuis la fymphife des os pubis jufqu'au de-là de l'epine des os ifchion, & par leur extrémité oppofée ; les fibres de ces mufcles defcendent & s'entrelacent vers la bafe du coccix, fous la courbure du rectum, où elles s'uniffent, & contournent l'anus ; elles fe portent par des filets croifés à la veffie, au bulbe, aux proftates, & enfin à toutes les parties contenues dans le petit baffin ; elles aident à les fufpendre, & à leurs offices.

DESCRIPTION DE L'ARTERE HIPOGASTRIQUE

EN PARTICULIER, ET DE SES RAMEAUX.

L'artère hypogaftrique. Cette artère fe plonge dans le fond du baffin, ainfi qu'on peut le voir dans la première Planche ; elle fe recourbe, & fe divife en plufieurs branches, à côté du fond de la veffie. Ces branches font ordinairement au nombre de quatre ou cinq principales, & fe divifent affez près les unes des autres. Souvent elles forment un deux petits troncs, qui enfuite fe fous-divifent en deux ou trois rameaux, ce qui eft fort varié dans tous les fujets ; mais on fe fixe feulement à confidérer les endroits où ces branches vont fe terminer. (79. *fig.* I. *Planc.* I.)

La première eft l'*artère umbilical*, que nous avons dit être la vraie continuation du tronc hypogaftrique, & dont nous donnerons la defcription dans les Tables fuivantes.

La feconde eft une branche la petite *iliaque* ; c'eft une branche la plus poftérieure, laquelle fouvent n'eft qu'un rameau de la branche feffière, elle paffe entre les deux nerfs lombaires, & fe divife en deux rameaux, dont l'un entre dans le canal de l'os facrum par les derniers de fes grands trous internes, & l'autre rameau paffe derrière le mufcle pfoas, auquel il fe ramifie ; il fe diftribue enfuite dans le mufcle iliaque, après avoir paffé derrière le nerf crural ; & rampant fur la face interne de l'os des iffes, il le pénètre par un trou particulier, & quelquefois par plufieurs.

La troifième, eft l'*artère feffière* ; elle eft ordinairement confidérable & la plus groffe branche de l'hipogaftrique ; elle produit quelquefois un petit rameau pour l'os facrum, & arrofe le mufcle pyriforme, les mufcles de l'anus, le bulbe & les parties voifines du rectum. Elle fort enfuite du baffin au-deffus du mufcle pyriforme avec le nerf fcyatique, par la partie fupérieure de la grande échancrure de l'os du baffin, & de-là fe diftribue à droite & à gauche dans le moyen feffier, & fon rameau le plus confidérable accompagne le nerf fcyatique jufqu'à une certaine diftance. (*Ces artères ici fe verront dans les autres traités.*)

La quatrième eft l'*artère fcyatique* ; elle donne des rameaux aux mufcles pyriformes, quadrijumaux, à l'os facrum, à la face interne du feffier, & pouffe un rameau qui va à l'articulation du feffier fous le mufcle quarré. Cette branche de l'hipogaftrique croife le nerf fcyatique, & le fuit, en lui donnant des artérioles, qui fe diftribuent au dedans de ce nerf ; elle remonte à la fortie du baffin d'un côté de la furface externe des os qui le compofent, & fe ramifie même dans leur tiffu interne, & de l'autre côté, s'épanouit dans les mufcles feffiers, & effentiellement dans le moyen & le petit.

La cinquième branche de l'hipogaftrique eft l'*artère honteufe*. Cette artère eft appellée vulgairement honteufe interne ; elle naît avec le tronc de la feffière, & produit deux principaux rameaux. Le premier fort avec la feffière & la fcyatique par la grande échancrure de l'os ilion, & fe fous-divife en plufieurs rameaux, dont l'un va directement à l'épine de l'ifchion, & paffe entre les deux ligamens, qui font attachés à l'os ifchion & à l'os facrum ; & en fuivant la tubérofité de l'os ifchion, il va fe plonger dans la naiffance des corps caverneux. Les autres rameaux font des tiges qui vont au fphincter de l'anus, & arrofent le bulbe de l'uréthre ; & enfin, cette première divifion de l'artère honteufe externe communique avec une branche de l'artère crurale par-deffus le col du fémur. (*fig.* 2. *Pl.* 4.)

Le fecond rameau principal de cette artère fe jette dans l'union de la veffie & du rectum, va dans l'homme aux véficules féminales & au col de la veffie, aux proftates & aux parties voifines du rectum, & par la même divifion, il paffe fous l'os pubis à côté de la groffe veine, qui eft fous la fymphife de cet os, & coule le long de la verge, où il fe diftribue fur le corps caverneux. Ce rameau communique avec la petite honteufe qui vient de l'artère crurale. (83. *fig. id.*)

Le rameau de la honteufe fort fouvent du tronc même de l'hypogaftrique, & fur-tout dans les femmes, pour fe diftribuer à l'uréthre, & communiquer avec les artères fpermatiques, aux franges de la trompe de fallope, & aux parties voifines du vagin, &c. (M. *fig.* 3. *Planc.* VI.)

L'angéologie que nous venons de parcourir, & eft la diftribution de tous les vaiffeaux, pour porter & rapporter le fang dans toutes les parties du corps. C'eft proprement ce qui conftitue la fource de la vie, l'accroiffement & la confervation de l'homme. Cela nous conduit à raifonner fur la nature de l'homme, après avoir vu les parties mafcu- lines, ou les moules & la matricule, d'où il prend fa compofition & fa forme.

DE LA COMPOSITION ET FORMATION
DE L'HOMME.

Le corps humain eft compofé de parties folides, de parties molles, & de parties fluides. Les parties foli- des font la charpente, & le foutien de tout l'édifice. Les parties molles font les cordes qui meuvent cette charpente, & qui compofent les réfervoirs des liquides, ces parties molles fervent encore de cribles & de filtres, pour féparer les efprits d'avec les liqueurs, & à fous-divifer les liqueurs entr'elles. Enfin, les parties liquides font divifées en groffieres & en fubtiles; les groffieres font apparentes comme le fang, les humeurs & les férofités, &c. & les fubtiles infenfibles, comme les efprits animaux, &c.

Toutes les maffes qui compofent notre corps ne font donc qu'un mélange de parties terreftres, dans lefquelles je comprends les fels & les fouffres; de parties fluides, dans lefquelles je comprends l'eau, les huiles, &c. de parties efpiriteufes, dans lefquelles je comprends le feu matériel, ou les efprits animaux, les fels volatils & l'air.

Ayant admis cette compofition, que l'on ne peut nier, je demande quelle eft la partie de notre corps la plus pro- pre à contenir dans fa compofition toutes les autres. Sans doute ne fera pas les os, ce ne fera pas les chairs; ce ne fera donc pas le fang, puifque nous voyons que le fang peut lui feul nourrir, entretenir, & faire croître les autres parties de notre corps. Ainfi, lui feul fournit les efprits ani- maux, entretient & augmente les chairs, forme les hu- meurs qui fe convertiffent en cole, qui fe confolident, & enfin qui compofent les os; de forte que pour former & pour nourrir notre corps, le fang fuffit. Par exemple, fi on lie l'artère qui arrofe une partie du corps, elle périt. Cela prouve donc que le fang eft le feul véhi- cule, la feule matiere premiere des corps animés, & de l'entretien continuel de la maffe fragile qui nous conftitue. Y a-t-il dans l'étendue du corps un efpace grand comme la pointe d'une épingle où le fang ne parvienne? fi ce n'eft aux parties dures & incorruptibles, qui cependant, comme je viens de dire, ont été molles auparavant, & formées par la liqueur fanguine, & qui font encore péné- trées & humectées par les liqueurs que le fang produit.

Convaincu que le fang eft le feul véhicule univerfel de l'animal, il ne faut pas aller chercher ailleurs d'autres ma- tériaux pour fa formation. Je demande donc quelles font les molécules organiques, qui meuvent cependant dans le moment de la conception; fi ce n'eft pas les molécules contenues dans le fang, & qui forment fa fubftance. Mais on peut répondre à ceci. Les parties rouges & groffieres du fang font inutiles à la conception; cela eft vrai; c'eft auffi pour- quoi les tefticules les féparent, & ne les portent aux véfi- cules féminales que lorfqu'il eft dépouillé de ce qui peut nuire à un ouvrage auffi fubtil & auffi délicat.

Les véficules le reçoivent dans un état de perfection, ce qui eft certain; il ne s'agit plus que de féparer les parties hétérogenes de la formation animale, ce qui fe fait dans les véficules féminales. Mais comment fe fait alors l'affembla- ge des particules homogenes fous différentes figures, comme font celles des os, qui font la tête, le corps, les membres, & dans les parties molles, celles qui font le cerveau, celles qui font les mufcles, & enfin celles qui font les glandes & les vaiffeaux? Et pourquoi, m'objectera-t-on encore, les par- ticules homogenes & fluides ne fe remêlent-elles pas avec les hétérogenes après leur féparation? Je réponds à cela, cet arrangement de parties & leur intégrité, eft-il mieux prouvé dans les autres hypothèfes qu'on nous a données fur la génération, où il n'eft queftion que de fluide & de mélange? C'eft à quoi on ne fauroit répliquer. On dira en- fuite que les œufs, tous formés dans la création de l'homme les uns dans les autres à l'infini, font plus propres à la gé- nération, n'ayant pas le même inconvénient, & n'y man-

quant que la vie. Je demande alors, comment la femence pourroit-elle communiquer la vie à un œuf, fi elle ne l'a pas elle-même? Et fi la femence eft animée, pourquoi fe dépouillera-t-elle de la vie, pour la communiquer à des œufs, contenus dans des ovaires qui n'ont aucune relation intime avec la femence dans le moment de la jonction des parties. Mais, dira-t-on, les œufs fe détachent, roulent dans les trompes, tombent dans la matrice, & c'eft-là où ils reçoivent la vie que la femence leur communique. Ceci n'eft que fuppofé, nous n'avons aucune preuve qu'il foit roulé des œufs dans la matrice, c'eft-à-dire dans l'utérus, où fe fait la conception; les preuves feroient cependant fré- quentes dans l'écoulement ordinaire des femences. D'ailleurs, ce feroit donc un jeu fuperflu à la nature qu'après avoir donné à la femence tout ce qu'il faut pour former un être, qu'elle ne fervît que de fimple agent à une maffe froide, infipide, féche, & où les fous-divifions néceffairement infinies ex- cedent les bornes limitées de la nature; & fi les œufs font contenus les uns dans les autres, comme les oviparifles font obligés de l'établir, je demande à ces Meffieurs pour- quoi ils ne fe vivifient pas tous à la fois, lorfque celui qui les renferme eft tombé dans la matrice. Je ne donne ici qu'une légere idée de ce que j'ai à dire fur cette partie d'A- natomie. Ma découverte eft d'autant plus fenfible, qu'elle eft fondée fur l'expérience. (*Voyez la figure cinquième de la feconde Planche*). Elle repréfente un fœtus contenu dans la femence humaine, lequel n'a befoin que d'une matrice & d'une nourriture propre à fon état débile, pour fe confer- ver & croître.

En examinant la configuration des parties naturelles que j'expofe dans ces planches, fi on raifonne en Géometre, Méchanicien, & en Phyficien, on fe confirmera dans l'opi- nion que je veux établir de la formation animale : indé- pendamment de l'expérience qui eft la bafe de ma décou- verte, cette formation ne peut être regardée que comme l'ouvrage des véficules féminales du mâle, aux quelles la nature prépare le fang avant de le leur communiquer, au lieu que dans les ovaires prétendus de la femelle, qui ne font que des tefticules imparfaits, le fang y coule de fource avec toutes fes imperfections, & n'y vient encore qu'en petite quantité; & les grains apparens que les ovai- res contiennent ne font que des glandes, & rien de plus.

L'embrion humain eft repréfenté dans un verre plein d'eau claire. Je renvoye d'ailleurs le Lecteur à la differta- tion aux Mercures de 1749. Je me contente ici de faire voir le deffein qui m'a été communiqué, dont l'obfervation a été inférée dans le Mercure.

Après avoir obfervé la matiere premiere qui forme l'em- brion, nous obfervons qu'il devient fœtus enfuite, au moyen des vaiffeaux qui compofent fon cordon umbilical, & qui s'anaftomofent dans le fond de l'utérus à travers le pla- centa. Ce font ces vaiffeaux qui forment les racines par lefquelles le fang de la mere pénétre par molécules, & fuc- ceffivement la petite veine umbilicale que porte l'embrion, dès le moment de fa formation. L'embrion eft éjaculé dans l'utérus avec la femence du mâle qui le contient; il s'en- ferme dans cette femence comme le germe des plantes dans leurs graines; ces germes portent auffi avec eux les filets qui reçoivent à travers la fubftance de la graine, qui leur fert de placenta, les liqueurs filtrées & impulfées par la terre *, ce qui arrive après qu'elles ont été femées, & que les eaux de la pluie les ont ramollies.

Je donnai au Public mes obfervations fur le fyftême de la génération en 1749, & je combattis dans ce temps-là les hypothèfes des oviparifles & des vermiculifles. Il me paroît que le filence qui a régné depuis vingt ans fur mon fenti- ment, en eft une efpèce d'approbation. Il feroit bien flat- teur pour moi fi ma conjecture avoit lieu, après de fi lon- gues réflexions de la part de mes Antagoniftes. Depuis lors, on ne parle que foiblement de l'exiftence des œufs dans les prétendus ovaires de la femme. Quelqu'un depuis a bien voulu dire que les femences des deux fexes étoient prolifiques, chacunes en particulier; que celle de la femme formoit une fille, & celle du mâle un garçon; que dans le coït, ces femences s'enveloppoient; que fi c'étoit celle de la femme qui enveloppât celle de l'homme, celle-ci pouffoit une racine dans l'utérus, & l'action de la matrice

---

* Voyez ce que j'ai dit dans le Mercure de 1763, fur l'électricité de la terre, & la végétation des plantes.

en faifoit un mâle ; & au contraire, fi celle de l'homme enveloppoit celle de la femme. Mais pour donner quelque vraifemblance à cette idée, il faudroit prouver que la femme eft auffi bien organifée que l'homme. Ce fyftême tient un peu à ce que je dis, & s'il avoit été donné avant ma découverte de l'embrion tout formé dans la femence du mâle, on diroit que j'ai puifé mon idée dans celle-ci.

DES PARTIES DE LA GÉNÉRATION.

DE LA FEMME.

LE s parties de la génération de la femme font divifées en internes & en externes. Les internes font fituées dans le baffin, & communiquent avec les externes.

Ces parties principales font l'utérus, ou la matrice, les trompes, les ovaires, les ligamens larges & ronds, les vaiffeaux fpermatiques, le conduit interne de la matrice, & une partie du vagin.

Les parties externes font le pubis, ou le mont de Vénus, les grandes lévres, le finus ou la grande fente, la fourchette ou la foffe naviculaire, les nymphes, le prépuce, le clitoris, le canal de l'uréthre, l'hymen, les caroncules mirtiformes & l'orifice externe du vagin.

(*Planche III & IV.*) (r. *Planche III. fig. 1. & fig. 2. & 3 de la quatriéme Planche*). La matrice eft fituée entre la veffie & le rectum; fa figure approche affez de celle d'un flacon applati, ou d'une phiole renverfée; elle eft compofée d'un tiffu fpongieux, entrelaffé de vaiffeaux de tout genre, qui font capables de s'étendre en tout fens, & de former un volume confidérable, tant en épaiffeur qu'en grandeur; elle eft plus épaiffe dans fon fond que près de fon col. Le milieu eft auffi beaucoup plus épais que les parties latérales; à fon extrémité inférieure fe trouvent deux éminences un peu applaties, qui font reçues dans la partie fupérieure du vagin, à-peu-près comme le pilore eft reçu dans l'inteftin duodenum; c'eft ce que l'on appelle l'orifice interne de la matrice. (*Voyez auffi les Planches fuivantes.*)

La figure de cet orifice reffemble affez au mufle d'un Veau, nom que lui ont donné d'anciens Anatomiftes.

A fes parties latérales & fupérieures fe trouvent deux ouvertures très-étroites; l'une à droite & l'autre à gauche, qui font les embouchures des trompes, lefquelles trompes font deux tuyaux creux de fix ou fept travers de doigts de longueur, qui commencent par un principe fort étroit, & s'augmentent à mefure qu'ils s'éloignent du fond de la matrice, pour former par leurs extrémités un pavillon, appellé la frange, ou le morceau déchiré, à caufe qu'il eft découpé dans toute fa circonférence.

(*Voyez les Planches & figures ci-deffus.*) Les trompes font compofées de plufieurs membranes, difpofées à-peu-près comme celles du vagin; elles font attachées au ligament des ovaires par un repli du ligament large.

A côté des ouvertures des trompes, tant à droite qu'à gauche, on remarque deux forts ligamens, qu'on a regardé long-temps comme creux, & faifant la fonction de canaux excrétoires. A leur extrémité fe trouvent deux maffes glanduleufes, qu'on appelle les ovaires. (*Voyez de même.*)

Les membranes qui enveloppent les prétendus ovaires, font au nombre de deux; l'une eft la fuite du ligament large, & l'autre, qui eft cellulaire, forme plufieurs petites loges, dans lefquelles on trouve de petites véficules, que l'on croyoit être des œufs.

Les trompes & les ovaires reçoivent du fang par les artères fpermatiques, & en font une legere fecrétion. Les tefticules de l'homme ont les mêmes vaiffeaux fpermatiques; mais ces vifceres, plus parfaits que ceux des femmes, donnent la vraie femence dont fe forme l'embrion. Les veines qui accompagnent les artères dont nous venons de parler, portent le même nom; les unes & les autres formant par leurs entrelacemens le corps panpiniforme. Tous ces vaiffeaux communiquent avec ceux qui fe diftribuent à la matrice.

La matrice eft compofée de trois membranes, dont la plus extérieure eft un repli du péritoine.

La feconde eft la plus confidérable; elle forme la propre fubftance de la matrice, laquelle eft d'un tiffu fpongieux,

membraneux, nerveux, entrelaffé de fibres charnues, & rempli d'une infinité de vaiffeaux.

La troifiéme tunique eft l'interne; quoiqu'elle paroiffe liffe, elle eft cependant mammelonnée, & garnie de plufieurs petits pelotons glanduleux, qui laiffent échapper une humeur glaireufe.

On obferve encore que ces petits pelotons glanduleux groffiffent & deviennent très-fenfibles après la conception; de forte que le placenta s'augmentant, il y contracte une étroite liaifon.

Les *vaiffeaux limphatiques* rampent principalement dans les tuniques, qui font des continuations du peritoine, fur la matrice & fur les ligamens dont nous venons de parler.

Les *conduits laiteux* fe découvrent dans l'état d'une groffeffe avancée, & ont quelque connection avec les pelotons des corps glanduleux dont nous venons de parler.

Les *trompes*, dites de *Fallope*, font, comme nous venons de voir, deux canaux mollaffes, coniques, vermiformes ou ferpenteux, fitués plus ou moins tranfverfalement depuis le fond de l'utérus, jufques vers les parties latérales du baffin, & renfermées dans la duplicature des feuillets antérieurs des ligamens larges. La groffe extrémité des trompes eft un peu recourbée; elle eft inégalement arrondie, & fe termine en dehors par un orifice étroit & un peu pliffé, qui eft tourné vers l'ovaire, mais qui en eft cependant écarté; ce qui a fait accroire que les œufs fe détachoient de l'ovaire, & tomboient dans le morceau frangé qui entoure le prétendu orifice externe des ovaires, comme dans un entonnoir, pour rouler enfuite dans le creux des trompes, & arriver dans l'utérus au moment de la conception: ce qui tient un peu du fabuleux; car les prétendus ovaires n'ont aucune ouverture qui réponde à celle des trompes, & font entierement clofes de ce côté, comme nous avons obfervé, n'ayant leur iffue que dans la matrice pour l'écoulement de la femence legere, limpide & âcre du fexe feminin.

Les *ligamens larges*, nommés auffi *alles de chauves-fouris*, forment deux duplicatures latérales, compofées de deux feuillets ou ailerons, dont l'antérieur eft plus élevé que le poftérieur; ils font lâches & flottans, & les lames qui les compofent, tiennent enfemble par un tiffu cellulaire, comme les duplicatures du peritoine, & renferment, comme nous avons dit, les trompes & les ovaires, une partie des vaiffeaux fpermatiques & les ligamens ronds.

Les *ovaires* font des corps blanchâtres, ovales, applatis, longuets, fitués chacun latéralement fur les angles de la partie fupérieure de la matrice; ils font fufpendus par les vaiffeaux fpermatiques, comme les tefticules dans les hommes, & attachés à un efpéce de ligament rond & court, ainfi que les tefticules le font aux vaiffeaux déférens, & enveloppés, comme nous avons dit, par la duplicature du feuillet, ou aileron poftérieur du ligament large; ils font compofés d'un tiffu fpongieux très-ferré, dans lequel on trouve de petits globules forts clairs & tranfparens, auxquels on a donné le nom d'œufs. Le tiffu fpongieux environne chacunes de ces véficules, les ferre très-étroitement, & paroît fournir à chaque globule une écorce adhérente & particuliere. Il faut cependant diftinguer ces globules, felon M. Winflow, d'autres véficules contre nature, appellées *hydatides*. Les hydatides font des puftules ou véficules pleines d'eau qui viennent en plufieurs parties du corps; mais les globules dont il s'agit font de véritables glandes pour la filtration de la femence féminine; les mêmes glandes dans le tefticule mâle font moins apparentes, plus compactes & plus folides, & filtrent une femence plus parfaite, comme nous avons expliqué ailleurs.

Les *ligamens des ovaires* qui tiennent à l'extrémité voifine de l'utérus font renfermés dans le bord des ailerons, ou feuillets poftérieurs des ligamens larges, à-peu-près comme la veine ombilicale l'eft dans le bord du ligament ombilical du foye. Ils font faits comme des cordons ronds, & d'un tiffu filamenteux, attachés, comme on a obfervé, au fond de la matrice, un peu au-deffus de l'angle fupérieur & latéral de ce vifcere, & un peu poftérieurement; leur cavité eft infenfible dans les fujets diffequés; ils peuvent & doivent être creux dans leur dilatation pour l'écoulement de la femence intérieure que l'on connoît, & qui ne peut provenir que d'un pareil vifcere.

D

Les *vaisseaux sanguins* des parties de la génération de la femme sont de plusieurs sortes; 1°. les ramifications des artères & des veines hypogastriques qui vont au corps de l'utérus; 2°. les vaisseaux spermatiques qui se jettent sur les ovaires & sur les trompes; 3°. les vaisseaux qui forment les cordons vasculaires.

Les *branches hypogastriques* naissent de côté & d'autre de l'artère & de la veine de même nom, pour gagner les bords & la portion latérale de l'utérus, & se distribuent à toutes les parties, tant internes qu'externes. Ces branches font par-tout des contours & des entrelacemens extrêmement multipliés. Les artères d'un côté communiquent ensemble par leurs ramifications, & s'anastomosent sur l'utérus & dans l'épaisseur de ce viscere avec celles de l'autre côté, ce que font aussi les divisions de ces ramifications. Les veines qui accompagnent les artères, forment également une très-grande quantité d'anastomoses, & tous ces vaisseaux communiquent aussi avec les artères & les veines spermatiques, avec les bandes vasculaires des ligamens larges, & avec les hemorrhoïdales.

On démontre clairement les anastomoses, en faisant des injections, & en soufflant dans les hypogastriques, après avoir fait les ligatures convenables, pour empêcher l'extravasion des liqueurs ou du vent. Ce sont les extrémités de plusieurs de ces artères qui aboutissent & s'ouvrent dans la cavité de l'utérus, & occasionnent le sang menstruel, ce qui cause quelquefois les pertes. Les veines ont de particulier leur communication avec les hemorrhoïdales internes, & par conséquent avec la veine porte.

Les *vaisseaux spermatiques*, dans le sexe féminin, ont le même entrelacement, la même origine que dans les hommes; ils ne sortent pas du bas-ventre, mais ils se jettent sur les ovaires & les trompes, & communiquent avec les hypogastriques & les cordons vasculaires des ligamens larges. Les veines sont plus nombreuses, à proportion des artères. Ces vaisseaux se ramifient aussi latéralement, & paroissent communiquer avec les mesaraïques de la veine porte.

Les *cordons vasculaires*, ou ligamens ronds, sont deux longs trousseaux d'artères & de veines fort menues, entrelacées & liées ensemble par un tissu cellulaire très-fin, qui glissent dans l'épaisseur de la grande duplicature des ligamens larges; ils partent des angles supérieurs & latéraux de l'utérus, & vont jusqu'aux ouvertures annulaires du bas-ventre. Ces vaisseaux dans leur trajet forment une saillie sur la surface antérieure de la duplicature de l'un & de l'autre ligament large, & la lame antérieure fournit au trousseau vasculaire une espece de tunique, & le fait paroître comme un cordon particulier, appliqué à la face antérieure de la duplicature.

Ces cordons prennent leur origine de la communication des vaisseaux spermatiques avec les artères & les veines hypogastriques, & peuvent être regardés comme une continuation des vaisseaux spermatiques. L'attache de ces vaisseaux vasculaires aux coins de l'utérus, par rapport à celle des trompes & des ligamens des ovaires, est ainsi disposée. L'attache des trompes est la plus élevée; l'attache des ligamens des ovaires est plus en arriere; & celle des cordons dont nous parlons, est en devant plus basse que les autres.

Ces cordons prennent une route à-peu-près semblable à celle des vaisseaux spermatiques dans l'homme, sortent du bassin par les ouvertures des muscles du bas-ventre, jusqu'à la partie supérieure & presque moyenne des lévres du vagin, où ils disparoissent dans la graisse. On pourroit croire que ces vaisseaux fournissent la matiere des lacunes; en sortant du bas-ventre, ils sont accompagnés d'une continuation du tissu cellulaire du peritoine, à-peu-près comme les cordons spermatiques dans l'homme, & d'un trousseau de fibres charnues qui composent une espece de cremaster.

Les *lacunes*. On trouve vers les bords internes, à chaque côté de l'orifice du vagin, des ouvertures plus sensibles que toutes les autres qui aboutissent vers le même endroit. Ces ouvertures répondent par deux tuyaux à deux corps folliculeux, situés dans l'épaisseur interne des lévres, & sont regardés comme des prostates, à-peu-près semblables aux petites prostates dans l'homme. Quand on presse ces glandes, il en sort une liqueur visqueuse.

Le *sinus des lévres du vagin*. On appelle *sinus* la cavité longitudinale qui descend directement depuis la partie moyenne & inférieure du pubis, jusqu'à environ un pouce de distance de l'anus. On donne aux parties latérales de cette cavité le nom de *lévres*, que M. Winslow appelle *ailes*, & la jointure des lévres, s'appelle *commissure*. Les lévres sont plus saillantes & plus épaisses, & plus approchées dans leur partie supérieure; elles sont composées de peau, de tissu spongieux & de graisse. La peau qui les couvre extérieurement n'est que la continuation de celle du pubis; elle est plus ou moins égale & parsemée de plusieurs petits grains glanduleux, dont on peut exprimer une matiere cérusineuse blanchâtre; & dans un âge avancé, elle se couvre comme le pubis. La face interne des lévres est comme la partie rouge de la bouche, & est séparée de la peau externe par une ligne plus marquée que celle qui sépare le rouge des lévres de la peau du visage. On observe dans la peau interne des lévres du vagin, un grand nombre de pores, & dans son épaisseur, quantité de petits grains glanduleux, qui fournissent une liqueur plus ou moins sebacée. Ces grains sont plus marqués sur les bords extérieurs, que plus avant dans le vagin.

Le *pubis* est l'éminence qui est au bas de l'hypogastre dans l'intervalle des deux aînes, auquel endroit, & à l'âge de puberté, croît un espece de poil, nommé *pubis*, un peu laineux, comme celui qui croît sous les aisselles. Cette éminence n'est qu'une épaisseur particuliere de la membrane adipeuse, plus ou moins remplie de graisse, qui couvre la partie antérieure de l'os pubis, & quelques petites portions des muscles voisins.

Le *clitoris* est situé intérieurement après la commissure des lévres extérieures du vagin. Il paroît d'abord sans dissection, comme un petit gland, excepté qu'il n'est pas percé; il est recouvert en-dessus, & latéralement d'un prépuce formé par un repli particulier d'une portion de la face interne des lévres du vagin. Ce repli ou prépuce paroît glanduleux, & suinte une humidité; il est grenu à sa face interne.

En disséquant ces parties, on y découvre un tronc, ou corps caverneux, & deux branches à-peu-près comme celles du pénis; le tout pareillement composé d'un tissu spongieux ou caverneux, comme nous venons de dire, & de tuniques ou membranes fort élastiques, mais sans uréthre. Ce tissu se gonfle, ce qui arrive de même dans la dissection, quand on l'entend par le souffle ou par l'injection semblable à celle de l'artère. L'épaisseur du tronc du clitoris est partagée en parties latérales par une cloison mitoyenne, depuis sa bifurcation jusqu'au gland, où elle s'efface insensiblement.

La bifurcation du tronc est attachée sur le bord de l'arcade cartilagineux des os pubis, comme dans l'homme, & les branches qui sont aussi comme les racines du corps caverneux, sont de même attachées chacune au bord de la branche inférieure de l'os pubis voisin, & s'étendent intérieurement sur la petite branche de l'ischion, & se terminent insensiblement; & quelquefois en certains sujets, elles vont jusqu'à la tuberosité de cet os.

Ce qui rend ces parties si semblables à celles de l'homme, comme nous avons observé dans la table précédente, c'est que, jusqu'aux moindres particularités, la conformité des sexes est exactement observée. Le ligament suspensoir, attaché à la symphise de l'os pubis, proportionné à la grandeur du clitoris, & qui renferme le tronc de sa duplicature, n'est point oublié.

Les *muscles du clitoris*. Il y a quatre trousseaux de fibres charnues attachés au tronc du clitoris, deux à chaque côté; l'un de ces muscles descend le long du corps caverneux, qui lui est voisin, & le couvre entierement, & s'attache ensuite par une portion tendineuse & aponevrotique en partie à l'extrémité de ce corps caverneux, & en partie plus bas à la tuberosité de l'os ischion. On donne à ce muscle le nom d'*erecteur* comme dans l'homme. Le second muscle du même côté descend à côté de l'uréthre, & du grand conduit ou vagin, en s'élargissant jusqu'au sphincter de l'anus, où il se termine en partie, à-peu-près comme celui qu'on appelle *accélérateur* dans l'homme. Ce muscle & son semblable du côté opposé, embrassent ensemble latéralement, & fort près de l'uréthre une portion du grand conduit; ils deviennent fort larges en descendant, & se répandent jusqu'au deffous fous les parties latérales du vagin, comme dans l'homme fous le canal de l'uréthre. Plufieurs anatomiftes ont regardé ces deux mufcles comme une efpéce de fphinfter ou ceinture mufculaire ; tous ces mufcles font garnis de beaucoup de graiffe.

Les *vaiffeaux du clitoris* viennent principalement des vaiffeaux hypogaftriques ; les nerfs font fournis par la feconde & troifiéme paire des nerfs facrés, & par ce moyen, communique avec le plexus méfentérique inférieur, & avec les grands nerfs fympatiques, ce qui donne une extrême fenfibilité.

Les *nymphes* font naturellement les crêtes, ou les babines du clitoris ; ce font deux replis fort faillans de la peau interne des lévres intérieures du vagin, qui s'étendent depuis le prépuce du clitoris, jufques vers les deux côtés inférieurs de l'orifice du vagin ; elles commencent par des petits filets en pointe, & s'élargiffent & groffiffent enfuite ; & fe refferrant de nouveau, prennent la forme d'un fufeau. Leur tiffu eft fpongieux ; elles font glanduleufes ; leur fituation eft oblique ; étant rapprochées par leur extrémité fupérieure, & néceffairement écartées par leur attache inférieure, elles font plus ou moins colorées & plus ou moins flétries, felon l'âge & le tempérament.

L'*uréthre*, ou le conduit urinaire, a fon orifice dans l'intervalle des nymphes, fous le tronc du clitoris ; & on peut confidérer cet orifice fous la bifurcation de fes branches, formant un anneau ridé & picoté de plufieurs petites lacunes, dont on peut exprimer un fuc plus ou moins vifqueux ou mucilagineux. Cet orifice fe retire un peu intérieurement dans le temps de la groffeffe. Le corps de ce canal eft un conduit fpongieux, à-peu-près comme dans l'homme, mais fort court, & n'eft pas autre chofe que le col de la veffie dans le fexe mafculin ; il paffe fous l'arcade cartilagineufe des os pubis, & fe courbe vers fon extrémité. La membrane interne de ce conduit eft un peu pliffée & percée de petits trous qui répondent à des follicules enfermées dans fon épaiffeur comme dans l'homme. La continuation de cette membrane interne qui couvre la cavité interne de la veffie, eft inégalement ridée, quand la veffie eft vuide.

Le *vagin* eft pofé obliquement de bas en haut entre le rectum & la veffie ; fon extrémité antérieure qui forme fon orifice, eft bordée de nymphes & de grandes lévres externes dont nous avons parlé, qui par leurs commiffures, forment une ouverture ovale & angulaire. L'extrémité poftérieure s'unit avec le corps de l'utérus, & embraffe fon orifice, à-peu-près comme l'inteftin duodenum, s'attache autour du pylore, ou comme l'inteftin cœcum avec le colon, s'attachent autour des extrémités de l'iléum. Le corps du vagin eft principalement compofé d'un tiffu fpongieux, entrelacé de quantité de vaiffeaux fanguins dans les filles ; il eft beaucoup plus allongé, & a beaucoup plus de diametre dans les femmes ; il eft plus ou moins dilaté ; il eft plus ou moins court ; fa furface interne ou concavité

eft plus ou moins ridée tranfverfalement, felon fon extention ou fon diametre. Cette furface eft revêtue d'une membrane particuliere ; les rides internes de ce conduit forment des portions d'arcades, pofées fort près les unes des autres, rangées de maniere qu'elles divifent la concavité de l'utérus en deux faces, l'une fupérieure & l'autre inférieure. La rencontre de ces rides ou arcades fupérieures & inférieures forme une couture irréguliere, ou couture irréguliere & latérale, tant d'un côté que de l'autre ; ces arcades font fouvent entrecoupées par le milieu, & divifées en demi-arcades, ce qui varie felon les ufages plus ou moins fréquens.

L'extrémité poftérieure du vagin environne l'orifice de l'utérus obliquement, c'eft-à-dire, que dans la partie fupérieure, l'orifice de l'utérus s'attache au fond du vagin ; mais dans la partie inférieure, cet orifice avance, & le fond du vagin eft plus reculé, & forme un cul-de-fac.

L'*hymen* eft un cercle membraneux vers l'extrémité antérieure du vagin ; on ne l'apperçoit que dans le bas âge, & avant les régles menftruelles. Il a exifté quelquefois dans les vieilles filles, mais fort rarement. Ce cercle eft ordinairement bordé d'un repli membraneux plus ou moins circulaire, qui forme une ouverture ou lucarne plus ou moins large, & quelquefois femi-lunaire. Ce cercle refferre le vagin, & le rend plus étroit, & femble vouloir le fermer & le garantir ; mais s'il eft rompu, c'eft pour toujours ; il forme le caractere & le fceau de l'hymen ; fes traces même n'exiftent plus après l'accouchement.

Les *caroncules* font la plus folide de ce cercle membraneux dont nous venons de parler ; on le nomme *Myriformes*, parce que les lambeaux qu'elles retiennent, lui donnent la forme d'une feuille de myrthe. Mais ces reftes de virginité s'effacent, & ne laiffent que des foibles traces de leur premiere exiftence. Plufieurs Anatomiftes prétendent que le cercle membraneux peut fouffrir quelque dérangement par les régles abondantes, par des accidens particuliers, par imprudence ou par légéreté.

Les *plexus rétiformes* recouvrent extérieurement le vagin dans fa portion antérieure, & forment deux plans vafculaires & caverneux, minces & larges, qui defcendent de côté & d'autre du clitoris, derriere les nymphes, & dans leur continuation, recouvrent le canal de l'uréthre en maniere de col, & avant de fe répandre fur le vagin, le tiffu du plexus fe gonfle par le fouffle comme une rate mollaffe, & à-peu-près comme les corps caverneux du clitoris, avec lefquels il paroît même communiquer ; ce qui a donné lieu d'appeller ce plexus rétiforme, les jambes internes du clitoris : c'eft une efpéce de rete admirable, qui vient principalement des vaiffeaux hypogaftriques.

Je crois que la defcription exafte & anatomique des parties naturelles de la femme, que l'on vient de voir, confirme bien ce que j'ai dit de la conformité & du paralele des fexes dans l'homme, ce qui eft de même dans les animaux.

LA FEMME DISSÉQUÉE

Dans le commencement de fa Groffeffe, & l'Anatomie du Sein.

PLANCHE TROISIÉME.

Dans cette Planche, on repréfente le Corps & les extrémités fupérieures d'une jeune Femme diffequée au commencement de fa Groffeffe, de laquelle la peau ne couvre que la tête & le col. A. B. On y voit la fein découvert avec fes glandes & fes vaiffeaux ; les Parties naturelles font en fituation, & la Matrice fe trouve déja groffe. Dans le Bas-Ventre, on voit en fituation l'eftomac, le foye, le pancreas, le duodenum, les reins, & les gros vaiffeaux de cette partie du corps humain.

Le corps & le haut des extrémités inférieures.

LES MUSCLES.

aa. COUPE de l'Oblique externe.
dd. Le même Mufcle dans fes digitations avec le grand dentelé.
A, B. Coupe de la peau.

S. Le grand dentelé dont on ne voit que les digitations.
F. Portion du grand Dorfal.
I. Le grand Feffier (fon attache inférieure.)
K. Le moyen Feffier.
L. Le Pectineus.
M. Portion du Triceps.
W. Celle du côté droit.
H. Attache fupérieure du Vafte externe.

T. Le Couturier, coupé du côté gauche vers son attache supérieure.
V. Portion du Fascialata.
ɛɛ. Le haut de Muscle crural.
ff. Le Pectineus du côté droit.
gg. Coupe du Muscle grele antérieur.
hh. Portion inférieure des Muscles iliaque & psoas.
g. Le haut du Grele antérieur du côté droit.

LES OS.

A. Le haut du Sternum.
a. La Crête antérieure de l'os des îles.
g. La fourchette de l'Sternum.
f. Le bord des fausses Côtes.

LES ARTERES ET LES VEINES.

ɛ. Branches de la Mammaire interne.
6. Coupe de la Veine porte.
7. La naissance des Artères spermatiques.
10. L'Aorte inférieure.
11. La veine cave inférieure.
12. La Veine & artère émulgente.
13. Les Suréinales.
14. Les Artères & Veines spermatiques.
20. & 21. Coupe des Veines & Artères mammaires internes qui vont s'anastomoser avec les épigastriques.
22. Les Iliaques internes. Et 17. du côté gauche.
23. La sortie du Bassin de la Veine iliaque.
24. Le Veine crurale.
25. La Saphene. (Et 17. du côté gauche.)
26. Les Veines & Artères honteuses externes.

LES VISCERES.

a. b. Le Sein découvert, qui représente les vaisseaux & les glandes du lait.
b. L'Areole & le Mammelon, avec les points blancs pour l'issue du lait.
c. d. e. Le Sein gauche couvert des ramifications des artères & des veines mammaires.
i. Les bords du grand Lobe du foye.

k. La Vésicule du fiel.
j. L'Estomac sous lequel on voit une portion de la rate.
m. Le Pilore.
l. Le Duodenum. **ll.** Le Pancreas.
m. Portion de la Rate. **n.** Les Reins.
o. Les Glandes suréinales.
p. Les Ureteres.
q. Le Rectum.
r. L'Utérus dans le commencement de la grossesse.
s. Les Ovaires & les Trompes.
t. u. Le Morceau frangé.
v. Les Ligamens ronds.
x. Les Ligamens larges, ou ailes de chauve-souris.
y. La Vessie de l'urine.

Les Extrémités supérieures.

LES MUSCLES.

C. Le Deltoïde.
D. Le Biceps.
E. Le grand pectoral.
F. Extrémité du grand Dorsal.
G. Portion du grand rond.
H. Portion du Coraco brachial.
I. Le grand Anconé.
L. L'Anconé interne.
M. Portion du Brachial.
N. Portion du long Supinateur.
O. Le Cubital externe.
P. Le Radial interne.
Q. Le rond Pronateur.
R. Le Cubital interne.
S. Le long Palmaire. **T.** Le Radial externe.
V. L'Extenseur commun.
X. Les premiers Extenseurs du pouce.
a. Le second Extenseur.
b. Le Thenar.
c. Les Tendons de l'Extenseur commun.

LES VEINES.

15. La Cephalique. **16.** La Bazilique.
17. La Mediane.

PLANCHE QUATRIÉME.

Cette Planche se joint à la Planche précédente, pour former la Figure entiere & la démonstration des Muscles des extrémités inférieures ; la seconde Figure est pour voir ce qui reste à démontrer des Parties de l'homme à la suite de la onziéme Planche ; & la troisiéme Figure est la coupe du Bassin.

FIGURE I.

LES MUSCLES.

A. Le Tibial antérieur.
B. L'Extenseur propre du pouce.
C. Le long Peronier.
D. Le long Extenseur commun des doigts du pied, & sa coupe.
E. Le Pedium du court Extenseur.
F. Tendon du Tibial postérieur.
f. Le Ligament du pied du côté gauche, & marqué k. au côté droit.
g. La peau qui couvre le Calcaneum.
h. Tendon du grand fléchisseur des orteils.
i. Celui du pouce.
k. Le Ligament qui les contient avec celui du Tibial postérieur.

LES OS.

a. La Rotule.
b. Les Tubérosités de la tête du Tibia.
c. Le corps du Tibia.
d. Le Condile externe du Fémur, & la partie externe de la tête du Tibia.
e. La Maléole interne de cet os.
f. La Maléole externe où s'attache le ligament.

LES ARTERES.

17. Les Anastomoses des Artères de la jambe.

18. La Tibiale antérieure de la jambe droite.
19. La Postérieure de la même partie.
28. Branche de la Peroniere qui va sur la convexité en pied.

FIGURE II.

[La Verge tronçonnée & les Muscles de l'Anus.

A. L'Os pubis. **B.** L'Os Ischion.
C. L'Artère obturatrice qui sort par la partie supérieure du ligament du trou ovalaire, qui est un rameau de l'hypogastrique, & va aux Muscles voisins, aux Glandes inguinales.
D. Coupe de la Verge. **E.** Coupe du Canal de l'Uréthre.
N. Les Muscles érecteurs.
a. Les Accélérateurs. **b.** Les Transverses.
c. Les Protastiques supérieurs. **d.** Les Protastiques inférieurs.
e. Les Sphincter de l'Anus. **f.** Les Releveurs de l'Anus.

FIGURE III.

Cette Figure représente la coupe du Bassin, & de la Matrice dilatée.

A. La première Vertebre des Lombes. **B.** L'Os Sacrum.
C. Les Os des Isles. **D.** L'Os Pubis.
E. Les Os Ischion.
F. La partie supérieure du Fémur.
G. Coupe de la Matrice dilatée.
H. L'entrée du Vagin.

La

LA FEMME ENCEINTE,
SUR LA FIN DE SA GROSSESSE.

Cette Figure est composée des Planches cinquiéme & sixiéme ; elle représente une Femme vers son neuviéme mois, & les parties du Sexe féminin détachées.

PLANCHE CINQUIÉME.

Le Corps & les Extrémités supérieures.

LES MUSCLES.

A. LE Deltoïde.
B. Le Grand Dorsal.
C. L'Scapulaire ou Trapeze.
D. Le grand Rond. *a.* Le petit rond.
E. Le Sous-épineux.
F. Digitations du grand Dentelé.
G. Le grand Ancone.
H. L'Ancone externe.
I. Le long Supinateur.
K. Portion du Biceps.
L. M. Coupe des Muscles du bas-ventre.

N. Le grand Fessier, qui se joint aux extrémités inférieures.
O. Le Grele antérieur des mêmes parties.
P. Portion du Couturier des extrémités inférieures.

LE BAS-VENTRE.

a a. La Plevre.
b. Coupe de la Matrice.
c. Coupe du Placenta.
d. Le Fœtus dans sa situation naturelle, au terme de huit mois ou environ.
e. Le Cordon ombilical.
f. Les Trompes recourbées par l'élévation de la Matrice.
g. Les Ovaires.
h. La Vessie de l'urine comprimée.

PLANCHE SIXIEME
Les Extrémités inférieures & la Femme en travail.

FIGURE I.

LES MUSCLES.

A. L'EXTRÉMITÉ inférieure du fessier.
B. Le Fascialata.
C. Le Jartier.
D. Le Vaste externe.
E. Le Biceps.
F. Les Jumeaux.
G. Commencement du Tendon d'Achille.
H. Le Peronier antérieur, ou moyen Peronier.
I. Le long Peronier, ou Peronier postérieur.
K. Le long Extenseur commun des orteils.
L. Le court Extenseur, ou Pedieux.
M. Le petit Peronier.
N. Le demi-Membraneux.
O. Le demi-Nerveux.
P. Le Grele interne.

FIGURE II. & III.

La Femme en travail d'enfant.

A. Le Mont de Vénus. B. Les Cuisses écartées.
C. La Fourchette. D. L'Anus.
E. Les grandes Lévres. F. Les Caroncules.
G. Les Nimphes. P. Le Clitoris.
L. Le Meat urinaire.
M. Coupe du Bas-ventre. N. Coupe de la Matrice.
O. Portion des Intestins, & de l'Epiploon.
P. L'Amios ouvert.
Q. Le Fœtus culbuté, & sa tête sur le bassin.

FIGURE IV.

Les Parties extérieures d'une Fille.

E. Le Meat urinaire.
F. Le Clitoris.
G. Les Nimphes.

H. L'Hymen & la petite Ouverture, pour le passage des ordinaires.
I. Les Caroncules.
L. Les grandes Lévres.
M. La Fosse naviculaire.

FIGURE V.

La Matrice d'une jeune Fille, vue de côté.

A. Le Mont de Vénus.
B. C. Les Cuisses tronçonnées.
D. Les bords des grandes Lévres.
E. F. Coupe des chairs & des graisses de la Cuisse.
G. La Vessie de l'urine.
H. Coupe de l'Os des isles.
I. La bifurcation de l'Aorte.
K. L. Les Iliaques internes.
L. Naissance des Hypogastriques.
M. L'Iliaque externe.
O. Le Rectum.
P. Les Ligamens ronds.
Q. Les Trompes de Fallope.
R. L'Uterus.
S. Le Vagin.
T. Les Ligamens larges, & leur production vers le rectum.
X. Les Ovaires.

FIGURE VI.

Cette Figure est une Matrice vue postérieurement, & une coupe du Bassin.

A. Le Rectum. B. Coupe de la Peau & des Graisses.
C. L'Anus.
D. Les Fesses.
E. Coupe des Muscles.
M. Les Vaisseaux hypogastriques.
N. Les Ligamens larges.
O. Les Ovaires.

E

P. Q. Les Trompes.
R. L'Uterus.
S. Les Uretères.

DES REINS.

(*c*, *e*. Planche fig. I.) Les reins font deux corps glanduleux, un peu fermes, que l'on met au rang des glandes con-
glomerées.

Leur figure ovalaire est à-peu-près comme celle d'une
grosse fève d'aricot, leur couleur est d'un rouge qui tire assez sur le brun.

Ils font situés hors du sac du peritoine, dans la cavité
du bas-ventre, de chaque côté des vertébres lombaires,
entre la derniere des fausses côtes & les os des iles, dans
la région appellée lombaire.

La rein droit est sous le gros lobe du foye, & par conséquent plus bas que le rein gauche, qui est sous la rate.
Quelquefois les reins font paralleles, & de la même hauteur,
& quelquefois il n'y en a qu'un; alors il est situé transversalement sur le corps des vertébres.

On remarque à chaque rein une face antérieure, & une
face postérieure.

Une extrémité supérieure & une inférieure.

Une grande courbure & une petite courbure, ou une
convexité & une concavité.

La postérieure est plus large que la face antérieure.

L'extrémité supérieure est aussi plus large & un peu
plus courbée que l'inférieure.

Les Reins font enveloppés d'un tissu membraneux & cellulaire, fort large, que l'on appelle membrane adipeuse,
ou graisseuse.

Ce tissu s'étend aussi sur les artères & sur les veines émulgentes.

La tunique, ou membrane propre des reins, est composée de deux lames, entre lesquelles il y a un tissu cellulaire, extrêmement fin, que l'on peut rendre sensible, en
soufflant entre ces deux lames avec un tuyau très-délié.

La lame externe est lisse & polie, & rend toute la surface des reins très-unie & égale dans les adultes; mais dans
les enfans, cette convexité est comme divisée en plusieurs
bosses, ou lobes, à-peu-près comme le font ceux du veau.

La lame interne se plonge de tous côtés dans la substance des reins; de sorte que l'on ne peut l'en séparer sans
déchirement; elle forme des cloisons, qui s'insinuant
dans la substance des reins, contribuent à former les calices
& le bassinet, que l'on appelle entonnoir. On verra ces parties
plus détaillés dans les figures suivantes.

Usage des Glandes du Rein.

On distingue trois substances dans les reins, une corticale
ou glanduleuse, une canelée ou rayonnée, & la troisième
mammelonnée, qui est la réunion de tous les petits canaux
excréteurs.

La substance corticale, ou glanduleuse, qui est l'extérieure, n'est autre chose que l'amas de tous les petits grains
glanduleux qui doivent filtrer l'urine.

La seconde canelée, ou rayonnée, est formée de tous
les canaux excréteurs des glandes qui composent la substance corticale ou glanduleuse.

La troisième substance des reins, est la mammelonnée;
elle réunit les ouvertures de tous les petits canaux excréteurs; de sorte que plusieurs de ces canaux se réunissant ensemble, forment des mammelons de figure conique. Ces
mammelons font au nombre de dix ou douze; ils font li-
bres, & pendent dans leur calice, qui quelquefois font
doubles.

Ces calices font de petits entonnoirs membraneux, qui
se réunissent ensemble, forment trois branches principales;
savoir une supérieure & une inférieure, que l'on peut
voir sans détruire le rein. Ce font ces trois branches que
l'on appelle le bassinet du rein, lesquelles réunies ensemble,
forment le commencement de l'uréthre, qui est le conduit
des urines.

Les vaisseaux des reins font artères, véines, nerfs, &
vaisseaux lymphatiques.

Les artères qui vont aux reins font nommées émulgentes, ou artères reinales; elles viennent de l'aorte inférieure,
& en partent latéralement. Quelquefois elles font doubles,
& sur-tout du côté gauche.

Les veines qui rapportent le résidu du sang, portent le
même nom, & vont s'ouvrir dans la veine cave inférieure.

Les nerfs viennent des intercostaux & des lombaires; ils
forment des plexus assez considérables, qui accompagnent
les vaisseaux qu'on appelle plexus emulgens, ou reinaux.

Les vaisseaux limphatiques vont se rendre dans les veines lactées, & au canal thoracique.

Des Capsules attrabilaires, ou Reins succenturiaux.

(Voyez la même Planche.) Les capsules attrabilaires font
deux glandes un peu jaunâtres, applaties & couchées sur
la partie supérieure de chaque rein; leur figure ressemble
assez à une crête de coq, ou à la partie supérieure d'un
casque, la base en est un peu large, concave, & posée
sur l'extrémité supérieure du rein.

Leur grosseur est différente selon les âges; elles font
fort considérables dans le fœtus, & très-petites dans les
adultes.

Leur substance est mollasse, spongieuse & glanduleuse,
& leur couleur est encore différente, à proportion des
âges. Dans les jeunes sujets, elles font d'un jaune tirant
sur le rouge, & dans les adultes, d'un jaune plus brun.

Les capsules attrabilaires ont une petite cavité qui contient une humeur épaisse, qui est pour l'ordinaire de la
couleur de la glande.

Quand on souffle dans la capsule attrabilaire, l'air entre dans la veine capsulaire, ce qui n'arrive point lorsqu'on souffle
par l'artère, & ce qui a fait croire à plusieurs auteurs que la
veine attrabilaire faisoit la fonction de veine & de canal
excréteur. Leur usage n'est pas encore connu.

Les capsules font recouvertes par la membrane adipeuse
commune, hors du peritoine, de même que les reins. On
trouve une membrane au-dessous de la premiere, qui est
la membrane propre de la capsule.

Les artères qui s'y distribuent viennent de l'artère émulgente, & quelquefois de l'aorte; ses veines s'ouvrent
dans les émulgentes, & ses nerfs sortent du Plexus renal.

DES URETERES.

(Voyez la même Planche.) Les uretères font les canaux excréteurs des reins; ils servent à expulser la liqueur que l'on
nomme urine, après qu'elle a été filtrée & séparée du
sang par ces mêmes visceres.

L'origine des uretères provient des petits calices, ou
petits entonnoirs membraneux; qui se réunissant ensemble, forment trois branches principales, comme nous avons
dit, qui forment ce que nous appellons bassinet, & font le
commencement de l'uréthre.

Les Uretères sortent ensuite par l'échancrure des reins
à leur bord intérieur, au-dessous de l'artère & de la veine
émulgente; ils passent quelquefois derriere leur bord inférieur; chaque uretère descend obliquement sur le muscle
psoas, étant entourés de la portion externe & cellulaire du
péritoine; ils passent ensuite derriere le cordon des vaisseaux spermatiques & devant les vaisseaux iliaques, pour
entrer dans le bassin; c'est-là qu'ils s'entrelassent avec l'artère ombilicale, pour s'implanter ensuite à la partie postérieure & inférieure de la vessie, proche son col.

Les uretères rentrent dans la vessie obliquement, en per-
çant les membranes, de façon que l'une de ces membranes
bouche l'ouverture que l'uretère a fait à l'autre, & par
ce moyen empêchent l'urine de sortir de la vessie, & de
rétrogader, quoique dans les suppressions d'urine cela ne
laisse pas d'arriver; mais il faut pour cela que la vessie soit
extrêmement pleine, & que l'urine ne puisse sortir par
son ouverture ordinaire.

Les uretères font des canaux très-élastiques, qui se prê-
tent en tout sens, & reprennent bientôt après leur étendue
naturelle, pourvu qu'ils n'ayent pas trop long-temps souffert
une tension forcée, leur grosseur est à-peu-près comme
celle d'un tuyau de plume à écrire, plus large en haut, proche le rein, que par-tout ailleurs; ils se contournent en forme
d'S Romaine, dans le trajet qu'ils font pour aller du rein à
la vessie.

On en trouve dans de certains sujets qui ressemblent à

de petits inteſtins, tant par leur groſſeur, que par leur courbure.

Ils ſont compoſés de trois tuniques propres, dont la premiere qui environne les autres, eſt blanchâtre, d'un tiſſu filamenteux, très-ſerré, & cependant fort facile à s'étendre, & qui paroît comme un tiſſu celluleux ordinaire.

La deuxiéme tunique eſt rougeâtre ; elle eſt plus forte, & formée de différentes couches de fibres qui ſe croiſent, & il eſt difficile de diſcerner ſi elles ſont muſculeuſes, ou ſimplement membraneuſes.

La troiſiéme eſt légérement grainue, comme un velouté très-ras, & mouillé par-tout d'une liqueur mucilagineuſe ; elle eſt pliſſée par des rides longitudinales, & par quantité de petites rides tranſverſales.

Outre ces tuniques propres, les uretères ſont environnés du tiſſu cellulaire du peritoine.

On peut mieux voir le velouté & les rides des uretères, en les faiſant floter dans l'eau claire.

Il y a des ſujets où l'on trouve deux uretères à chaque rein.

Les artères & les veines qui s'y diſtribuent, ſont de petits rameaux des branches ſpermatiques & des lombaires ; ſes nerfs viennent des plexus méſenteriques & rénaux.

DE LA VESSIE.

(*Voyez la* II *Planche.*) La veſſie eſt un ſac membraneux & muſculeux, dont la figure imite aſſez celle d'une bouteille renverſée ; elle eſt ſituée à la partie inférieure & antérieure du baſſin, devant l'inteſtin rectum, hors de la lame du peritoine. Par ſa poſition externe & cellulaire, elle ſe tient attachée aux ſurfaces ſupérieures & poſté-rieures des os pubis, & principalement à leur ſimphiſe.

On la diviſe en fond, en col, en parties antérieures & en partie latérales.

On donne le nom de fond à la partie ſupérieure, & celui de col à la partie inférieure.

Elle eſt compoſée de quatre tuniques, à peu près comme l'eſtomac, à la réſerve que la tunique externe n'eſt en partie que de la vraie lame du peritoine qui la recouvre ; ſavoir en haut, en arriere, & un peu ſur les côtés.

Le reſte de la veſſie eſt entierement enveloppé du tiſſu cellulaire par ſa portion externe, qui l'attache aux os pubis dans leur ſurface interne, comme je l'ai déja dit.

La ſeconde eſt la muſculeuſe ; elle eſt compoſée de pluſieurs couches de fibres charnues, dont les externes ſont pour la plupart longitudinales, & les internes plus inclinées de côté & d'autre, de plus en plus obliques, & enfin preſque tranſverſales. Toutes ces fibres ſe croiſent différemment, & tiennent enſemble par un tiſſu cellulaire très-fin.

La troiſième tunique eſt appellée la nerveuſe, & eſt à-peu-près d'une ſtructure ſemblable à celle de la tunique nerveuſe de l'eſtomac.

La quatriéme eſt la veloutée ; les rides qu'on y remarque ſont irrégulieres, quand elle eſt vuide, & elle eſt naturellement dans un état de contraction. Cette tunique eſt légérement grainue, & comme glanduleuſe ; il en tranſpire continuellement une limphe mucilagineuſe, qui enduit toute ſa ſurface interne, & ſert à la défendre de l'acrimonie de l'urine.

La partie inférieure de la veſſie eſt percée par trois ouvertures ; l'une antérieure, & deux latérales un peu poſtérieures.

L'antérieure, qu'on appelle le col de la veſſie, eſt formée par le prolongement de toutes les tuniques propres, en maniere de goulot ; les deux autres ouvertures ſont faites par l'extrémité inférieure des uretères qui y aboutiſſent, comme je l'ai dit.

Le col de la veſſie forme en ſe prolongeant le canal de l'uréthre, tant aux hommes qu'aux femmes.

L'uſage de la veſſie eſt de recevoir l'urine, de la contenir pendant quelque tevips.

Au ſommet de la veſſie, on voit un cordon ligamenteux, qu'on appelle l'ouraque, qui monte entre le peritoine & la ligne blanche juſqu'au nombril, & diminue d'épaiſſeur à meſure, & il n'eſt d'aucun uſage dans les adultes.

DES MAMMELLES.

(a, b, c, d.) *Planche premiere.* Les Mammelles ne ſont pas conſidérables dans les hommes & d'aucun uſage ; celles des femmes ſont les plus apparentes, ce ſont les réſervoirs de notre premiere nourriture.

Elles ſe gonflent, & elles croiſſent à l'âge de quatorze ans dans les filles ; ce gonflement s'exprime en latin par *Mammæ fororiantur.* Elles diminuent dans un âge avancé, lorſqu'elles deviennent inutiles. Le bout des mammelles, ou ſon embouchure, s'appelle mammellon.

La ſubſtance des tetons eſt compoſée d'une grande quantité de graiſſe, d'une ſubſtance blanche, qui paroît être glanduleuſe, d'une quantité de corps globuleux, qu'on appelle les glandes de *Nuk.* Pluſieurs veulent que ces corps ne ſoient ſeulement qu'une eſpéce de graiſſe plus épurée. *Verrheyen* ſoutient le contraire. On trouve parmi cet amas de diverſes parties fines, un entrelacement d'une portion de la membrane adipeuſe, ou graiſſeuſe, dont les pellicules cellulaires ſoutiennent un grand nombre de vaiſſeaux, tant arteres que veines, nerfs, vaiſſeaux limphatiques, conduits ſéreux, ou laiteux, & un grand nombre de petites grappes glanduleuſes, qui dépendent de cette membrane ; le tout en ſe rétréciſſant, fait une eſpéce de cercle, que l'on nomme *Aréole.* Les mammelles ſont fortement arrêtées entre deux membranes, qui ſont la continuation des pellicules graiſſeuſes ; la plus interne de ces deux membranes, qui fait le fond, & qui eſt comme la baſe du corps de la mammelle, eſt épaiſſe, & attachée au muſcle grand pectoral.

L'externe eſt plus fine, & forme au corps de la mammelle une eſpéce de tégument particulier, plus ou moins convexe, & très-adhérent à la peau.

L'aréole, ou cercle coloré, eſt garni de corps glanduleux, qui s'élevent d'eſpace en eſpace, comme des monticules autour de ce cercle.

Le mammellon où aboutit le ſein dont nous avons parlé, ſort du centre de l'Aréole, eſt ſpongieux, élaſtique, & plus ou moins conſidérable en certains ſujets. Il a ordinairement plus de volume dans les nourrices que dans toute autre perſonne. Il change de couleur ſuivant les différens âges.

Les conduits laiteux ſe rendent à la ſommité du mammellon, & s'y ouvrent par autant de petits trous, ou orifices qui ſont preſque imperceptibles.

Le corps du mammelon eſt enveloppé d'une production cutanée, extrêmement mince, & de l'épiderme. Quantité de petites éminences & de rugoſités rendent ſa ſurface externe fort inégale.

Les arteres & les veines qui ſe diſtribuent dans les mammelles, ſont des ramifications de celles qui portent les noms particuliers d'arteres & de veines mammaires, dont les unes ſont des branches des ſouſclavieres, & appellées mammaires internes ; les autres ſont des productions des axillaires, & ſont nommées mammaires externes. Ces vaiſſeaux communiquent entr'eux avec ceux des environs, & avec les épigaſtriques.

Les nerfs viennent principalement des nerfs cauſtaux, & par leur moyen communiquent avec les grands ſymphatiques.

Uſage des Mammelles.

L'uſage des mammelles dans les femmes, eſt de ſéparer du ſang le ſuc laiteux qui ſert à la nourriture des enfans.

Ce qui paroît un prodige dans la nature, c'eſt que ces parties qui ne faiſoient point cette ſécrétion avant l'accouchement, & qui ne la font jamais dans les vierges, ayent en deux fois vingt-quatre heures la faculté de fournir aſſez de lait pour nourrir le nouveau né.

LA FEMME EN COUCHE ET LE FŒTUS.

On peut assembler les deux Planches suivantes.

PLANCHE SEPTIÉME.

La tête renversée pour voir les Muscles du Col & la Carotide mieux développée ; la Plevre à dé-couvert & les Mammaires ; les Muscles du bas-ventre, & les Épigastriques.

FIGURE I.

Les diverses Parties.

a. LA Mâchoire inférieure.
b. L'Os maxillaire avec les Dents molaires.
c. La Fosse zigomatique.
d. L'Apophise zigomatique.
e. La portion supérieure de la mâchoire inférieure sciée, où se voit le diploé & la derniere dent mollaire. L'Apophise coronoïde, que l'on distingue aisément. L'Apophise condiloïde, l'échancrure qui est entre ces deux apophises, & l'angle de la mâchoire se voient aussi. L'Oreille un peu tirée en arriere, où le lobe est emporté. L'Apophise styloïde entre la coupe de la mâchoire & l'o-reille.
k. L'Apophise mastoïde.
l. Le Muscle crotaphite en racourci avec son tendon tire en bas, & son insertion à l'Apophise coronoïde.
1. Le Pterigoïdien externe.
2. Le Pterigoïdien interne.
m. Portion du Palais. **n.** La Langue. **o.** Portion du Digastrique.

Muscles de l'Os hyoïde.

3. Le Mylohyoïdien. **4.** Le Geniohyoïdien.
5. L'Stylohyoïdien.
6. Le Sternohyoïdien.

7. Le Costohyoïdien.

Muscles de la langue

8. Le Genyoglosse. **9.** Le Basioglosse; le Keratoglosse est à côté; L'Styloglosse se voit ici entre l'Apophise stiloïde & la base de la langue. **p.** L'Sternomastoïdien.
q. L'Os hyoïde. **r.** Le centre du cartilage thyroïde.
s. Portion du cricoïde. **t.** La glande thyroïde. **v.** La trachée artère. **x.** Le Thyroïdien. **z.** L'Sternohyoïdien.

La Plevre à découvert.

a. Les Clavicules. **b.** Coupes du Sternum. **c.** Les fausses Côtes. **d.** L'Artère mammaire interne. **e.** La Mammaire externe. **f.** L'entrelassement de ces Artères qui forment le Sein.

Le Bas-Ventre.

g. Coupe de l'Oblique externe. **h.** Le Muscle droit.
i. L'Oblique interne. **k.** Le Piramidal ou Triangulaire. **l.** Les Artères épigastriques qui vont s'anastomoser avec les Mammaires. **A.** La tête du Fœtus qui est prête à débou-cher, & qui appuie sur la fourchette.

FIGURE II.

La partie supérieure de la femme en couche.

PLANCHE HUITIEME.

La Partie inférieure de la Femme en couche, & l'anatomie du Fœtus.

FIGURE I.

a. COUPE des Muscles du bas-ventre & du Peritoine.
b. La Matrice ouverte après l'accouchement.
c. Le Placenta en situation ; les Membranes déchirées, & le cordon sorti du vagin par l'une de ses extrémités. Son attache sur l'Ombilic. **e.** La Vessie du fœtus avec les hypogastriques qui vont au cordon.
d. La Veine ombilicale. **f.** Les Poumons. **g.** Le Cœur & le Thymus ; la Poitrine étant ouverte.
h. Le Bas-ventre ouvert; où l'on voit les reins, le foie, &c.
i. La Vessie de la mere, comprimée par la Matrice.

FIGURE II.

a. La Matrice détachée & ouverte postérieurement par le vagin, après l'accouchement.
b. Les Ovaires. **c.** Les Trompes. **d.** Les Ligamens ronds.
e. Les Ligamens larges, ou Aîles de chauve-souris.
f. Le Vagin ouvert par sa partie postérieure & inférieure, où l'on voit toutes ses rigosités ; & l'issue de ses glandes.
g. L'entrée de l'Uterus, ou Musle de veau.
h. Les Nymphes. **i.** Le Clitoris. **k.** Le Meat urinaire & les Lacunes. **l.** La Vessie & les Ureteres.

FIGURE III.

L'Angéologie du Fœtus.

A. Le Placenta détaché. **a.** Le Placenta vu postérieurement.

b. L'Amnios. **c.** Le Chorion. **d.** Le Cordon. **e.** La Veine ombilicale qui se plonge dans le sinus de la veine porte.
f. Le Conduit veineux.
g. La Veine cave inférieure.
h. Le Cœur & l'Oreillette droite.
i. La Veine Cave supérieure & les souclavieres.
k. L'Aorte & sa crosse ou contour.
l. L'Artère pulmonaire.
m. La Vessie & les hypogastriques qui vont joindre le cordon.
n. Les Iliaques. **o.** La verge qui tient à la vessie.
1. 2. 3. L'Oreillette droite ouverte.
1. Le haut de l'Oreillette. **2.** L'issue des veines coronaires.
3. Le Trou oval.

FIGURE IV.

Le Cœur & le Thymus.
a. Le Thymus.
b. L'Oreillette droite.
c. La veine cave inférieure.
d. Le conduit conduit veineux.
e. La veine porte.
f. La Veine ombilicale.

FIGURE V.

Le Cœur vu postérieurement.
aa. Les Veines caves.
bc. Le Canal arteriel.
b. L'Aorte.
c. L'Artère pulmonaire.
d. Les Veines pulmonaires.

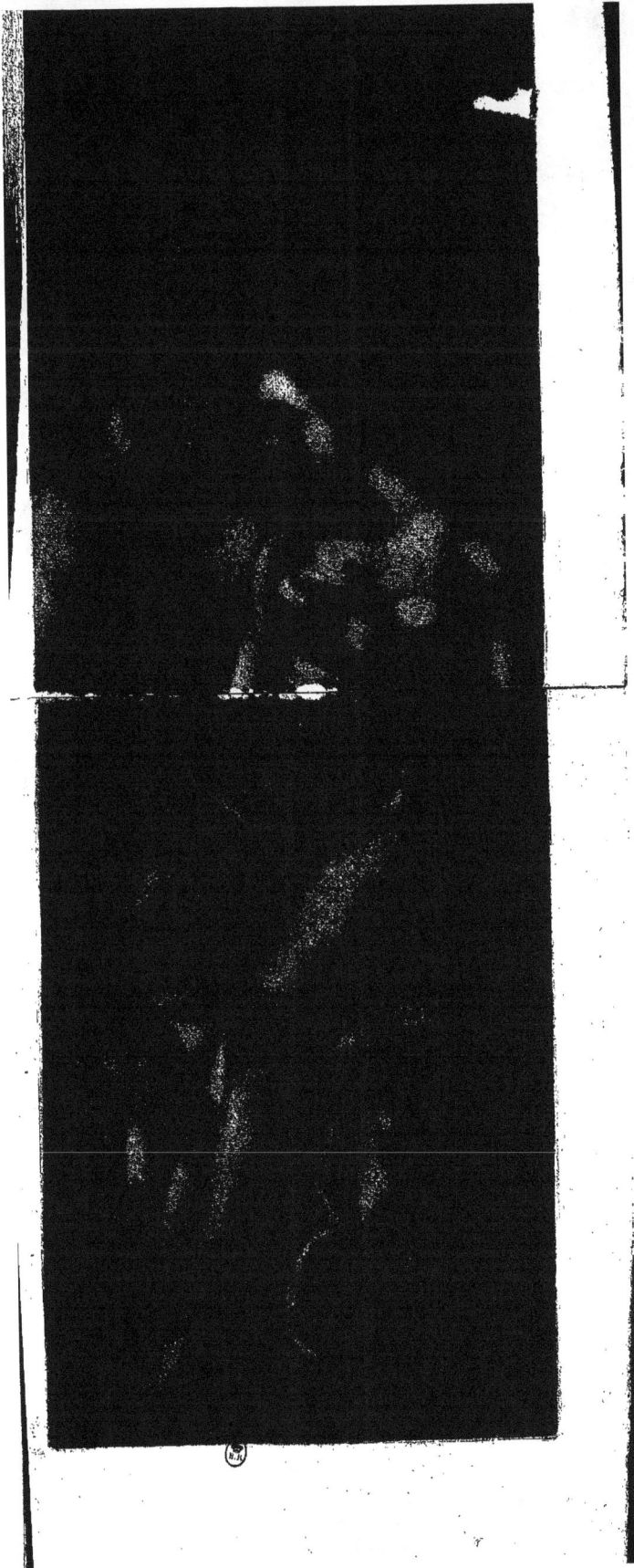

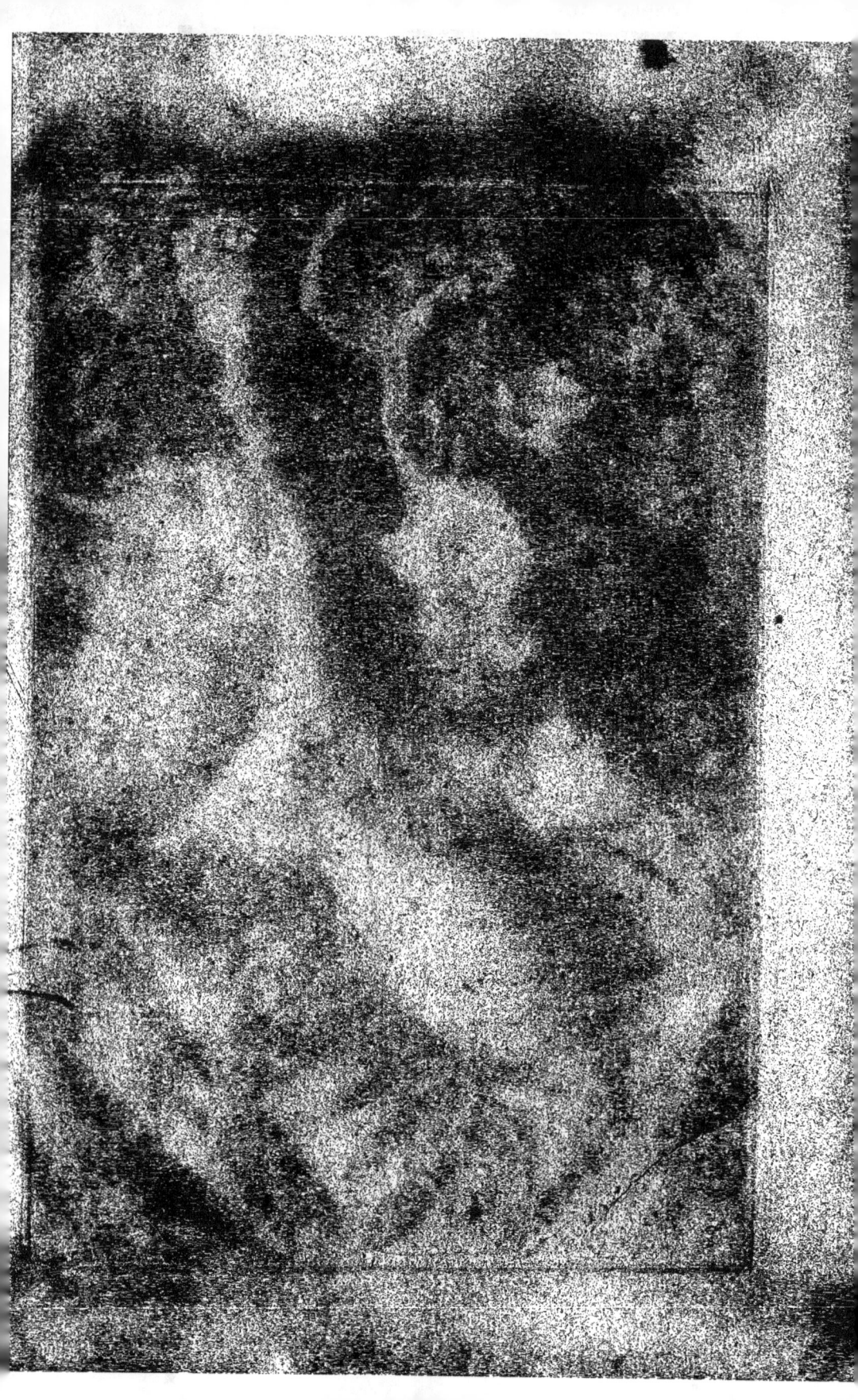

LES ARTERES DU BAS-VENTRE.

Les *artères reinales* ne font ordinairement qu'au nombre de deux; elles fortent latéralement de l'aorte defcendante inférieure, & vont fe porter dans les reins; l'une au côté gauche, & l'autre au côté droit, par une ligne droite & horifontale. Palfin (Anat. tóm. 1, pag. 142.) obferve qu'elles font quelquefois doubles. Pour juftifier fon opinion & celle de Riolan, au fujet dés artères & des veines émulgentes doubles, je montre ici deux veines & deux artères reinales du côté gauche, ainfi que je fe ai trouvées dans le fujet qui a fervi à ma démonftration. (Planche I. fig. II.)

Plufieurs branches des artères reinales du côté gauche s'entrelaffent avec la branche de la veine affociée, & forment enfemble des arcades dans la fubftance interne des reins, defquelles il fort de petits rameaux, qui vont vers leur circonférence, ou furface externe. Ces rameaux fe voyent ici fur le rein droit (Planche I. fig. I.)

L'artère reinale droite prend fon origine derriere la veine cave, & vers l'embouchure du côté gauche de la branche émulgente de cette veine. Celle du côté gauche s'affocie avec la veine émulgente du même côté; elle prend fon origine au-deffous de cette veine; mais elle vient la recouvrir à fon entrée dans les reins (même Planche, fig. I.)

Les artères capfulaires des deux côtés naiffent quelquefois de l'aorte defcendante même, & quelquefois des artères émulgentes. Dans cette figure II, elles prennent leur origine du côté droit de l'émulgente, & du côté gauche de l'aorte. M. Winflow obferve qu'elles naiffent quelquefois du tronc de la cœliaque. Ces artères fourniffent des rameaux adipeux, qui fe répandent à la graiffe des reins.

Les *artères fpermatiques* ont été décrites ci-deffus, en parlant des parties de la femme. L'on voit ici les artérioles qu'elles fourniffent à la membrane commune des reins; celles qu'elles fourniffent aux uretères, &c. Il faut examiner préfentement leur rapport avec les parties de l'homme.

Ces artères dans l'homme vont gagner les allongemens de la portion cellulaire du péritoine, par les ouvertures ou anneaux des deux mufcles du bas-ventre; elles s'entrelaffent, & paffent à travers les mailles des veines qui les accompagnent, & fe divifent à la fortie du bas-ventre en des rameaux très-fins, parallèles entr'eux, & plus au moins tortillés, enveloppés dans une gaine formée de feuillets membraneux très-minces, qui font une continuation du tiffu cellulaire du péritoine. Le canal déférent dont nous parlerons eft renfermé dans la même gaine. Ces artères vont enfin fe jetter fur l'épydidime & le tefticule, ce que nous expliquerons auffi (voyez fig. II. Planche II.)

a b. Le tronc de l'Aorte defcendante, ou inférieure.

a. Le Tronc de l'artère cœliaque.

c. Coupe de la Méfenterique fupérieure.

g. La Reinale du côté droit.

h. Celle du côté gauche.

i i. Les Artères capfulaires des deux côtés.

m n. Les Artères fpermatiques.

o. Coupe de la branche Méfenterique inférieure.

g. La bifurcation de l'Aorte, placée à gauche, & au devant de la Veine cave.

q q. La Branche iliaque droite & gauche.

On répète ici l'explication que l'on a déja donné de cette feconde figure de la deuxiéme planche, pour rappeller la démonftration des artères du bas-ventre, dont il s'agit.

Ces deux branches s'écartent dans le baffin, chacune de leur côté, & vont fortir entre le ligament tendineux de fallope & le tendon du pfoas, fur l'union de l'os des ifles avec l'os pubis, où elles changent de nom, & prennent celui d'artères crurales.

Il faut obferver ici que les Anatomiftes ayant apperçu que dans le fœtus & dans les jeunes enfans la partie antérieure des iliaques (marquée S. r. du côté gauche & du côté droit,) eft beaucoup plus petite que la branche que cette artère pouffe dans le fond du baffin, que l'on appelle hipogaftrique, ou iliaque interne; & comme alors la partie externe de cette artère paroît plûtôt une branche de l'hipogaftrique, que le tronc même de l'artère, ils l'appellent par cette raifon iliaque externe. Moyennant cette remarque, on entendra par l'iliaque externe la continuation extérieure de l'iliaque jufqu'à la fortie du baffin.

Ces artères jettent quelques artérioles dans leur naiffance,

qui vont à l'os facrum, & dont quelques-unes entrent par les trous fupérieurs de cet os; elles fourniffent auffi dans cet endroit des artérioles au peritoine, aux tuniques des veines, aux artères & aux graiffes qu'elles rencontrent. Les iliaques, à environ quelques travers de doigt de leur origine, pouffent l'hipogaftrique; fa naiffance eft marquée ici. J'en ai donné une plus grande defcription dans les explications précédentes, en parlant des parties de la génération de l'homme & de la femme.

Le tronc de l'iliaque externe pouffe fur fon extrémité antérieure avant de changer de nom, & de fortir du baffin deux branches, favoir;

Les *artères épigaftriques internes.* Par le mot épigaftrique, il faut entendre les *artères du deffus du ventre*; car épi en grec, veut dire deffus, & gaftri le ventre.

79. (fig. I. Planche I.) L'Hipogaftrique de chaque côté,

22. (fig. I. Planche III.) Les épigaftriques internes.

7. (fig. I. Planche VII.) Les externes.

Il eft néceffaire de connoitre ici ces artères; nous n'aurons peut-être pas occafion d'en parler davantage.

La branche interne des artères du deffus du ventre (ou épigaftrique, fi l'on veut,) fort antérieurement de l'extrémité de l'iliaque, & immédiatement avant le paffage du tronc de cette artère fous le ligament tendineux; elle remonte enfuite obliquement à travers l'aponevrofe du mufcle tranfverfe; elle fe continue vers la partie poftérieure du mufcle droit du bas-ventre, & gagne même par fes branches jufqu'à deux ou trois travers de doigt au-deffus de l'os pubis, elle monte le long de la face poftérieure & interne du mufcle droit, en fe ramifiant fur les aponevrofes des mufcles voifins, & à la fin fe perd en s'anaftomofant réellement par plufieurs petites ramifications avec la mammaire interne; elle communique auffi avec les artères intercoftales inférieures, qui fe répandent fur les mufcles du bas-ventre.

Il étoit impoffible de faire voir ici toutes les ramifications de cette artère; il fuffit d'en démontrer la coupe, puifque les mufcles dont nous parlons font enlevés. (Je prie ceux qui ne fe connoiffent pas en peinture de ne pas croire que ces branches font collées fur les parties qui leur paroiffent poftérieures.)

La branche externe des épigaftriques fort latéralement fur l'extrémité antérieure & externe de l'iliaque, à environ un demi-travers de doigt de diftance de la premiere branche; elle va à la lèvre interne de l'os des ifles, où elle fe partage ordinairement, & fe ramifie fur le mufcle tranfverfe & l'oblique du bas-ventre, en joignant l'artère des Lombes.

L'iliaque externe, en paffant fous le ligament tendineux, outre ces deux branches, donne encore deux petits rameaux; l'un à la partie interne qui va gagner la gaine des vaiffeaux fpermatiques, & quelquefois il en jette un autre petit du côté externe qui fe porte à l'os des ifles.

V. (Planche I. fig. VII.) Branches de l'hipogaftrique.

T. (id. fig. VII.) Les Artères de ces branches qui forment l'ombilicale.

L'artère ombilicale, que l'on peut regarder comme la vraie continuation de l'artère hipogaftrique.

Cette artère de quel fens qu'on la confidère, eft une branche de l'hipogaftrique; elle remonte à côté de la veffie, fur laquelle elle jette des rameaux, & en donne aux parties du péritoine les plus voifines. Dans les adultes, elle eft petite, & fe termine à la partie moyenne de la veffie, quoiqu'elle laiffe plus haut des veftiges de fon premier état jufqu'à l'ombilic, où elle fe joint avec la veine ombilicale en forme de cordon. On a vu fon ufage en parlant du fœtus.

i i. l l. (fig. II. Planche I.) La veine cave inférieure.

mimi. La Veine reinale droite.

m n. Celles du côté gauche.

o o. L'Spermatique gauche.

p p. La droite.

g g. hh. L'Artère & veines crurales dont nous avons parlé dans les précédentes tables.

22 & 23. (fig. I. Planche III.) Ces chiffres renferment la Coupe des branches externes & internes de la Veine & de l'artère crurale.

LA VEINE CAVE INFÉRIEURE. (Nous avons parlé de fon origine dans les tables précédentes.) Cette veine ayant percé le diaphragme, paffe par la partie poftérieure de la

grande fciffure du foye, entre le lobe & le lobule de *Spigellius*. Dans ce trajet, elle donne ordinairement trois groffes branches, appellées veines *hépatiques*, c'eft-à-dire, d'*hepar*, le foie. Effectivement ces veines vont fe ramifier dans le foie. (En parlant du foie en particulier, dans un autre endroit, nous décrirons ces vaiffeaux.)

La *veine reinale droite* eft l'une des groffes branches de la veine cave, qui vont de chaque côté de cette veine fe porter aux reins; celle-ci eft plus courte, & defcend un peu obliquement pour aller joindre le rein.

Les *veines reinales* du côté gauche font plus longues que la précédente; & cela doit être ainfi, puifque le tronc de l'aorte defcendante eft entre le rein & le tronc de la veine cave qui ne fe reçoit de ce côté, ce qui ne fe trouve pas du côté droit où le rein eft plus proche de la veine cave.

Les veines reinales du côté gauche fe trouvent placées immédiatement fous l'artère méfenterique fupérieure. Il n'eft cependant pas ordinaire qu'il y ait deux veines reinales d'un côté, & une de l'autre, ou deux de chaque côté; affez fouvent, on n'en rencontre qu'une feule à droite, & une feule à gauche. Ces veines jettent en haut des veines capilaires, qui accompagnent les artères du même nom dont nous avons parlé, & en bas des veines adipeufes qui vont à l'enveloppe graiffeufe des reins. La veine reinale gauche fournit ordinairement la veine *fpermatique* du même côté, comme l'on voit dans cette figure.

Les deux reinales vont gagner l'échancrure des reins par plufieurs ramifications, qui fe diftribuent dans leur fubftance, ainfi qu'elles font dépeintes au côté droit.

Les *veines fpermatiques* accompagnent les artères dont nous venons de parler, & les fuivent dans leur divifion; un peu après avoir croifé les uretères, elles produifent une branche confidérable, qui fe divife enfuite en deux rameaux, dont l'un va communiquer avec la veine capfulaire, ou furreinale, & l'autre communique affez fouvent avec les veines reinales ou émulgentes; elles communiquent enfuite avec la veine *méfaraique*; elles fe multiplient en approchant des anneaux, & s'anaftomofent entr'elles de diftance en diftance; les rameaux de ces veines fe tortillent & s'entrelaffent les uns avec les autres, & avec les artères qui les accompagnent, enfermées dans la gaîne dont nous avons parlé, ce qui les a fait appeller des Anciens vaiffeaux panpiniformes. Les veines & les artères fpermatiques font fi adhérentes entr'elles en certains endroits, que c'eft ce qui a fait croire que les veines s'anaftomofoient avec les artères, ce qui eft abfurde & contredit par les Anatomiftes les plus favans, entr'autres per M. Winflow.

DE LA GROSSESSE ET DE L'ACCOUCHEMENT.

LA conception & l'accouchement font les actes indifpenfables de la génération de tous les êtres animés. Ceux même qui génèrent feuls, comme font plufieurs infectes, conçoivent & accouchent. La génération animale eft confiée à tout ce qui eft organifé, mouvant & indépendant de l'action de la Terre: c'eft en quoi confifte la vie animale. Pour donner la vie, il faut être vivant, *nemo dat quod non habet*. La terre n'a jamais conçu des hommes, & les montagnes n'ont jamais enfanté de fouris. L'homme, les quadrupèdes, les oifeaux, les poiffons & les infectes font ces êtres animés qui conçoivent & qui accouchent; les uns par la copulation, & les autres d'eux-mêmes.

Tout prouve un méchanifme univerfel, qui tient à une fource, à un commencement. L'éternité des accouchemens eft une chimère; il a fallu de tout temps, pour mettre au monde, des hommes & des animaux, des mâles & des femelles. La copulation, le coît, la conception & l'accouchement font des actes néceffaires, non-feulement pour produire naturellement, mais encore pour forcer les êtres vivans à perpétuer leurs efpèces, fouvent malgré leur volonté. Le défir les attendrit & les force à fe joindre. Les femelles conçoivent avec plaifir, & la douleur les fait accoucher. L'amour les oblige à élever leurs progénitures, & fouvent à fe priver de leurs befoins. En un mot, le phyfique & le moral, tout concourt à accomplir l'ordre établi par l'Auteur de la nature.

Nous allons confidérer d'abord les vices de conformation qui peuvent s'oppofer à l'accouchement naturel; nous differterons enfuite fur la groffeffe & fes maladies; fur la nourriture du fœtus, & enfin fur les divers accouchemens; & la manière de délivrer les femmes dans l'enfantement.

Des vices de conformation dans les femmes, au fujet de la Groffeffe & des Accouchemens.

Les vices de conformation dans les femmes font effentiellement attachés à la forme & aux dimenfions du baffin. Le baffin foutient les inteftins & la matrice (*Voyez Planc. IV, fig. III.*) & dans l'accouchement le fœtus appuie deffus, & cherche à franchir l'ouverture faite par l'affemblage de l'os facrum, des os des îles, & de l'os pubis; & l'arcade inférieure formée par les os ifchion & l'os pubis. C'eft tout ce qui forme les plus grandes difficultés de l'accouchement.

Dans l'ordre naturel, le grand diametre du baffin doit avoir un cinquième de plus que le petit diametre: c'eft un vice quand cette proportion manque.

Lorfqu'il n'y a pas entre les crêtes des os des îles la diftance néceffaire, il n'en réfulte aucun accident pour l'accouchement; mais vers la fin de la groffeffe, la matrice fe gonfle, les vifcères du bas-ventre ne trouvant plus à fe loger commodément, fe jettent en devant, la matrice fe dévie; la femme a le ventre en pointe.

Dans l'ordre de la nature, l'axe de la matrice doit répondre à l'axe du petit baffin, c'eft-à-dire, que la ligne qu'on imagine paffer en travers par le centre de la matrice, doit être parallèle à l'axe du petit baffin. Toutes les fois que cela n'arrive pas, on dit, *la matrice eft deviée*. On comprend facilement que la matrice ne trouvant point à fe loger, fe porte en devant, & que l'enfant, au lieu d'être pouffé vers l'ouverture du petit baffin, l'eft vers le facrum. Ce vice, qui eft très-commun dans nos Villes, chez les femmes délicates, demande beaucoup d'attention de la part de l'Accoucheur, pour mettre la femme en pofition.

Lorfque la fymphife du pubis a plus d'étendue qu'elle ne doit avoir, elle diminue l'ouverture du petit baffin, quelquefois même la ferme en partie. On donne à ce défaut le nom de *barre*, parce que quand on veut toucher une femme, cet os fe préfente au doigt comme une barre. Ce vice a fouvent lieu dans les perfonnes les plus fortes.

L'épine du pubis eft viciée quelquefois, lorfque faifant peu de faillie en dehors, elle rentre en dedans. Ce vice eft rare. Quand il exifte, & que l'enfant prend une bonne route, il eft de peu de conféquence; mais fi l'enfant s'arrête à cette faillie, l'accouchement eft difficile, & a des fuites fâcheufes.

Lorfque l'arc formé par les deux branches de l'ifchion n'eft pas affez grand, fon refferrement offre de grandes difficultés à la fortie de l'enfant, qui, à caufe de la petite efpace, ne peut y engager fa tête. Ce défaut eft auffi dangereux que l'excès de la longeur de la fymphife du pubis, qui eft fouvent caufe de ce rétréciffement.

Les tubérofités de l'os ifchion font quelquefois mal difpofées & rapprochées en dedans. Lorfque ce défaut, qui eft très-rare, exifte feul, il n'eft d'aucune conféquence; il caufe feulement quelque retardement à la fortie de l'enfant.

Les épines des os ifchion rentrent quelquefois en dedans. Ce vice ne s'oppofe pas à la fortie de l'enfant, car quelque rentrées qu'elles puiffent être, il y a toujours une ouverture affez confidérable, pour que la tête de l'enfant puiffe fe dégager.

Il y a quelquefois fi peu de diftance entre le pubis & le facrum, foit par l'alongement de la fymphife, ou du facrum, qu'il n'y a pas d'autre moyen de faire fortir l'enfant, que par l'opération céfarienne.

Le facrum peut être vicié de plufieurs façons, foit que

sa partie supérieure vienne trop en devant, vers la symphise, ou qu'il en soit trop écarté. Le premier défaut empêche que l'enfant ne puisse descendre dans le petit bassin.

Quelquefois le sacrum est excavé, au point que le petit diametre est plus long d'un cinquième, que celui de l'ouverture du petit bassin ; & lorsque la tête de l'enfant a passé le premier détroit, elle se trouve aussi au large qu'elle étoit dans le grand bassin ; & se gonflant dans cette grande cavité, l'enfant ne peut plus sortir par les voies ordinaires. Il arrive aussi quelquefois que le sacrum n'est point excavé du tout, ce qui est encore un autre défaut pour le passage de l'enfant.

L'enclavement est cet état, où la tête de l'enfant ayant passé le petit détroit, ne peut plus ni monter ni descendre. C'est alors faire voir le trop grand resserrement des branches de l'ischion. Cette triste circonstance n'est pas aussi commune que bien des Accoucheurs le disent.

Signes diagnostics avec lesquels on peut reconnoître les défauts de conformation du bassin.

Quelquefois les Accoucheurs sont appellés pour examiner si une jeune personne est bien conformée, si elle est dans le cas de concevoir, & de mettre un enfant au monde heureusement. Je trouve cette cérémonie bien ridicule ; elle est contre la pudeur & les règles naturelles. C'est alors s'assujettir à des jugemens très-souvent bien incertains ; mais au cas que cela arrive, voici à-peu-près comme il faut s'y prendre.

Il faut faire tenir la jeune personne debout, & examiner ensuite si l'épine tombe d'aplomb sur le sacrum, parce qu'un des grands vices du bassin vient de la torsion plus ou moins grande de l'épine. On ne doit pas se contenter de toucher la partie lombaire, il faut examiner la thorachique. Il arrive souvent qu'une personne qui a cette partie torse, a une crête du bassin plus élevée que l'autre, ce que l'on connoit facilement par le toucher. Ce défaut ne préjudicie pas à l'accouchement.

Cet examen fait, on passe au toucher des épines antérieures & supérieures des os des îles ; on considere, si elles sont à une distance convenable. La plus naturelle est de huit à dix pouces. Il n'est aucune personne grasse ou maigre qui ne présente les épines antérieures & supérieures, si la maniere qu'on ne puisse les toucher. On examine ensuite si le grand bassin a la capacité qu'il doit avoir, si le sacrum est bien placé. Il faut pour cela porter la main au-dessus des fesses, toucher le sacrum, pour savoir s'il est courbé en arriere, pour évaluer la grandeur du diametre du petit bassin. Il faut faire tourner la jeune personne de côté, porter la main au coccix, & l'autre sur l'épine de l'os pubis, & juger de leur distance.

Si on veut savoir s'il y a barre, il faut prendre toutes les précautions nécessaires pour ne pas défleurer la personne qu'on examine. Ainsi, il faut porter le pouce sur la crête de l'os pubis, & le doigt index à la partie supérieure de la vulve, ce qu'on peut faire aussi sur les personnes grasses. On juge par la distance qu'il y a entre les deux doigts, s'il y a barre. Lorsque ce défaut existe seul, il ne suffit pas, pour défendre le mariage, & pour empêcher que la femme ne fasse d'heureuses couches, à moins que la barre ne tombe trop bas, & diminue trop considérablement l'ouverture inférieure du petit bassin.

Il est facile de toucher les tubérosités de l'os ischion, & de savoir si elles sont à une distance convenable.

On peut faire les mêmes observations sur les femmes grosses, pour savoir si l'accouchement sera laborieux.

Après avoir examiné tous les défauts du bassin, & la manière de les reconnoître, il est bon de parler des vices des parties molles, & de leur diagnostic.

Des vices des parties naturelles, & des signes auxquels on peut les reconnoître.

Nous n'avons point de signes pour connoître si un ligament est vicié. La dissection en a fait voir qui étoient tellement accourcis & rapetissés d'un côté, que l'angle supérieur de la matrice étoit ramené vers les anneaux du bas-ventre ; de sorte qu'elle étoit de côté & en travers. On ne peut pas non plus connoître les vices des ligamens larges, des trompes de fallope, des ovaires ; on les devine quelquefois par les marques extérieures : c'est tout ce qu'on peut faire.

A l'égard des parties extérieures il est facile de décider de leur défaut de conformation. On voit par exemple si les grandes lèvres sont couvertes de cicatrices. Les cicatrices empêchent qu'elles ne puissent se distendre, & s'opposent par là au passage de la tête de l'enfant. On dit que les femmes qui ont ce défaut sont brides.

Les brides sont quelquefois la suite d'un accouchement contre nature qui aura occasionné des escars gangreneux, avec mauvaise suppuration, & alors les cicatrices se seront mal fermées. Plus communément elles sont l'effet des chancres benins, ou malins, ou vénériens. Quelquefois une fille a des chancres à la vulve, elle conçoit cependant ; mais les brides s'opposent alors à la sortie de l'enfant. L'orifice est quelquefois tellement bridé, qu'on peut à peine y introduire un stilet.

Il arrive de même qu'un chancre, un squirro au col de la matrice, n'empêchent pas une femme de concevoir, pourvu que le corps n'en soit pas offensé. On a toujours cru le contraire jusqu'ici, mais alors le col de la matrice se trouve raccourci & racorni, & ne souffre aucune dilatation. Le corps de l'enfant s'effile comme s'il passoit à la filiere, & sa tête s'allonge, & meurt par le tiraillement ; de même comme il arrive aux enfans qui naissent lorsque le sacrum est vicié, comme nous venons d'observer, & qu'il est droit & applati, & approche du pubis.

La longueur excessive du clitoris, & des petites lèvres ou nymphes, est aussi un défaut. L'allongement de ces lèvres n'est pas toujours un obstacle à la génération, ni à la sortie de l'enfant. Car quelquefois, loin de s'opposer à l'accouchement, elles le favorisent beaucoup ; elles nuisent cependant quand elles sont arrondies, fermes & dures, pour lors se déchirent. Ce qu'il faut prévoir par des huiles & des vapeurs émollientes.

Si les lèvres sont molles, leur longueur, bien loin de nuire, aident à la sortie de l'enfant ; car comme elles sont destinées à s'étendre & se développer, il est clair que plus elles seront étendues, moins on doit craindre que ces parties se déchirent.

Il arrive quelquefois que les petites lèvres sont attaquées de tumeurs cancereuses, il faut les traiter & les guérir. Quelques accoucheurs disent qu'il faut pour lors les enlever, si ce vice existe dans le temps de la grossesse. On fait cette opération dans le huitième mois. On risque autrement d'exposer la personne enceinte dans des douleurs inouïes dans l'accouchement. Quoique cette maladie soit pour l'ordinaire la suite d'un mauvais commerce, on voit cependant quelquefois des personnes très-sages qui en sont attaquées.

Si les grandes lèvres sont absolument trop grandes, qu'elles descendent entre les cuisses, il faut les faire rentrer par des astringens, ce qui m'a réussi quelquefois, & selon quelques Auteurs, il faut les couper ; mais, disent-ils, il ne faut pas les enlever entierement. Le remède seroit pire que le mal ; il ne faut ôter que l'excédent. Je crois cet opération inutile.

La membrane de l'hymen mérite aussi l'attention du Médecin : elle peut être viciée comme les autres parties. On ne lui connoit cependant point d'autre défaut que celui d'être quelquefois trop épaisse. Il y a des filles imperforées qui ont quelquefois la membrane de l'hymen si épaisse & tellement close, qu'il faut alors avoir recours aux ciseaux, ou bistouri.

Ce sont ici tous les vices à-peu-près des parties molles de la génération, qui environnent le bassin. Les vices de la matrice sont si rares, qu'il est inutile de s'y arrêter.

Des signes de la Virginité.

Les Médecins, les Accoucheurs & les Sage-Femmes, sont quelquefois appellés en Justice pour savoir si une fille a été déflorée, si elle est grosse. Dans ce cas, il ne faut point porter son jugement avec légereté, parce que les suites sont de la dernière conséquence. Il faut pour cela être instruit des principes pour ne point former des faux rapports. On doit donc savoir qu'il y a deux sortes de virginité, une morale & une physique. La virginité morale est ce que j'appelle la virginité absolue ; c'est-à-dire celle où les hommes n'ont jamais approché. La virginité physique est la virginité apparente. Elle consiste en ce que dans les parties naturelles il n'y soit rien entré, qui ait été capable de causer des déchirures, ce qui arrive par la conjonction ou par l'attouchement.

La virginité s'annonce par l'existence de l'hymen, l'absence des caroncules mirtiformes, l'intégrité de la fourchette, & le peu d'étendue de l'orifice externe du vagin. Lorsque ces parties se trouvent meurtries, contuses, pleines de sang, on croit alors que la virginité manque, & d'après ces principes on juge du sort des accusés, quelquefois contre la vérité.

Voilà en général quels sont les signes de la virginité. Examinons-les en détail.

Si une fille n'a point, ou peu de fourchette, qu'en peut-on conclure ? Elle a l'intérieur des lèvres pâle, ou d'un rouge foncé ; qu'en peut-on conclure encore ? Toutes ces choses se rencontrent souvent chez les brunes foncées les plus sages. Elles ont même quelquefois des marques semblables à celles qu'auroient formées des contusions. Jusqu'à présent ces signes ne suffisent pas pour décider de la virginité absolue. Ceux dont nous allons parler ne sont pas plus certains. Le clitoris peut être un peu plus gros qu'à l'ordinaire, l'hymen peut être rompu. Il s'agira de constater de quelle manière il aura été déchiré. Il est cependant certain que de telle façon qu'il ait été rompu, une fille perd le droit qu'elle peut prétendre à la virginité physique, & ne peut se replier que sur la virginité morale. Cela laisse sur son état un doute, qui peut contenter les uns & décider les autres contre la pureté qu'on doit supposer à une fille, en lui conservant le caractère de vierge absolue.

On peut dire qu'il y a des filles, qui dans le temps de leurs règles, avec des humeurs si âcres, qu'elles rongent entièrement la membrane de l'hymen. Ce sont des raisons palliatives & bonnes à dire dans l'occasion. Il arrive quelquefois que l'hymen a la forme d'un demi-cercle ou d'un croissant ; mais il doit toujours exister dans la virginité. Je l'ai trouvé dans une fille de soixante ans que j'ai disséquée à l'Hôtel-Dieu : mais cela ne dit pas que dans les jeunes filles ce caractère se soit effacé par l'approche d'un homme, il peut se perdre de toute autre façon. Il faut donc dire que puisque cette membrane est sujette à tous ces diverses accidens, & qu'il n'y a que celui de la copulation qui soit l'objet des recherches de la Justice & des hommes, intéressés à ces recherches ; qu'il seroit imprudent de décider sur ces signes de l'absence ou de l'existence de la virginité morale & absolue.

De la Grossesse.

On appelle du nom de grossesse l'état dans lequel la matrice renferme un ou plusieurs enfans. Il y a de deux sortes de grossesse. La bonne grossesse est celle où le fœtus est bien conformé, & qui se termine vers les neuf mois, quelques jours avant ou après, quelquefois elle se prolonge ou s'abrège. Mais c'est-là le temps ordinaire.

La mauvaise grossesse est celle d'un enfant mal situé, mal nourri & mal conformé, qui va rarement au terme. Elle finit vers six semaines ou trois mois. Il y en a qu'on peut appeler mauvaise grossesse, & qui se prolongent ; mais ces cas sont rares. Dans la bonne grossesse, voici comme elle se forme & comme elle se continue.

Dans le temps de la conception, la femme ressent une volupté extraordinaire qui finit par un engourdissement. L'homme participe un peu de cet engourdissement, après le coït, & dans le moment de la conception, par contre-coup. Pour concevoir, il faut que la femme ait toutes les conditions requises. Il faut qu'elle soit, *omnibus absolutum numeris*.

Après la conception il arrive que la femme a dès le même jour ou le lendemain mal au cœur, des nausées qui durent environ trois mois. Le sein se gonfle, la physionomie s'altere.

Dans les premiers temps les femmes perdent l'appétit, elles ont un goût dépravé, elles voudroient manger de mauvais alimens qu'elles détestent dans un autre état. Vers le milieu de la grossesse le ventre commence à s'arrondir, le nombril pousse en dehors, alors le vomissement cesse, la femme recouvre l'appétit ; le sein devient plus gonflé, plus brûlant, l'aréole devient plus brune, les glandes se-

bacées s'élèvent, le corps du téton devient comme inégal & noueux.

Vers les derniers temps de la grossesse la femme marche difficilement, respire avec peine, a les jambes engourdies, enflées ; les parties naturelles sont aussi quelquefois enflées ; elle a l'estomac bon ; mange beaucoup : mais le dernier mois elle éprouve des pesanteurs sur le siège, urine difficilement, quelquefois point du tout : elle a peine à aller à la garde-robe, d'autre fois il lui arrive un bénéfice de ventre. Au bout de sept à huit mois & demi ou neuf mois ordinairement, l'accouchement arrive. Il s'annonce par des douleurs qui naissent aux reins, au nombril. Ces douleurs appellées *mouches*. Les matieres glaireuses deviennent plus abondantes, elles se teignent de sang. Si on porte le doigt, on trouve que l'orifice s'étend. On dit alors que *les eaux se forment* ; les membranes qui les contiennent se déchirent ; les eaux s'écoulent, & dans l'ordre naturel la tête de l'enfant prend la place des eaux, presse dans le petit bassin la face en arriere, & glisse en cet état. Voilà tout ce que l'on peut remarquer extérieurement.

Examinons maintenant les parties intérieures. Dans les premiers temps de la grossesse le museau de la matrice s'allonge, ensorte que la base se trouve du côté du pubis, le fond sur le rectum. A mesure que la matrice s'élève, l'*ostense* s'amincit, le fond qui s'appuyoit en arriere se jette en devant. La position de la matrice à la fin de la grossesse est le contraire de celle des premiers temps.

Quand on examine une femme vers la fin de la grossesse, comme alors l'orifice de la matrice, qui au commencement étoit au devant, se trouve en arriere, il faut procéder d'une maniere bien différente.

Le col de la matrice diminue & s'amincit dans la proportion que la matrice se développe. Plusieurs Auteurs ont cru que ce développement se faisoit par le fond, parce que les ligamens longs & les ligamens larges semblent sortir du corps de la matrice, & ne se dégagent que vers le col, ce qui prouve au contraire que quand la matrice se développe, ce n'est point par le fond, mais par le bas. (*Observation de M. Petit*).

L'intérieur de la matrice s'amincit à mesure qu'elle se distend, elle paroît cependant un peu plus épaisse vers l'attache du placenta.

On voit dans les premiers temps de la grossesse le fœtus nageant au milieu des eaux, ayant un énorme placenta avec un très-petit corps. Tout est en végétation vasculaire. Les vaisseaux s'éclaircissent, une coque se forme, dans laquelle on apperçoit l'enfant, & son petit cordon qui sort du nombril attaché au placenta. Si une femme accouche au bout de trois mois, & que l'enfant sorte le premier, on aura beaucoup de peine à la délivrer du placenta. C'est le contraire au bout de huit mois, parce que le placenta & l'enfant ne croissent pas dans la même proportion. A trois mois le placenta est plus considérable que l'enfant, à huit mois il a plus de volume que le placenta ; de sorte qu'il est plus facile de tirer le placenta quand l'enfant est sorti dans le huitième mois, & au contraire dans le troisième, où l'enfant vient plus aisément, quand le placenta sort le premier.

Dans les premiers temps de la grossesse, le fœtus n'a pas de situation constante. Le plus ordinairement il est debout, la face en devant. Dans les derniers temps il a la tête en devant un peu penchée, les genoux pliés, les talons vers les fesses, ou les cuisses & les jambes relevées, comme nous avons représenté, les bras pliés vers la poitrine & vers le visage. C'est la situation constante. Quelquefois cependant, mais rarement, il est différemment posé.

De quelle manière on peut reconnoître qu'une Femme a conçu.

Il y a plusieurs cas où il est absolument nécessaire de de savoir si une femme est grosse. Est-elle prise d'une maladie grave, l'émétique & les remèdes actifs sont interdits. Une femme a mérité la mort, presque toutes, dans ces tristes conjectures, se disent grosses. Il faut savoir la vérité, afin que le Juge ne fasse pas périr avec la mere criminelle l'innocent qu'elle porte dans son sein. Il y a encore plusieurs autres circonstances où cet examen est encore nécessaire.

On

On diftingue deux fortes de fignes pour connoître la groffeffe, les rationels & les fenfibles.

Les rationels fe déduifent de la maniere d'être de la femme, & de faire fes fonctions. Les fenfibles fe déduifent du toucher.

Premier figne rationel. On obferve dans les femmes nouvellement groffes un appétit dévorant, ou un dégoût, des naufées, des vomiffemens. Ce figne eft très-équivoque; car les filles qui ont les pâles couleurs ont auffi des naufées, & le même défaut dans le manger.

Second figne rationel. On obferve le gonflement du fein, le dérangement des régles, mais le fquirre produit les mêmes effets.

Troifiéme figne rationel. Ce figne fe tire de la fuppreffion totale des régles; il eft moins équivoque que les autres; mais il peut cependant induire à erreur. Il y a des femmes qui ont leurs régles tout le temps de leur groffeffe comme auparavant, & d'autres qui ne les ont précifément que dans ce temps-là. Ce cas eft rare. Cependant les femmes qui n'ont leurs régles ne deviennent point meres; mais on a vu quelquefois le contraire. La fuppreffion totale eft quelquefois mois qu'il y ait groffeffe, de forte que ce figne eft auffi incertain.

On regarde encore comme figne rationel une certaine altération au vifage, une groffeur au col. Ces fignes font également faux, & ne peuvent donner que des foupçons. On peut donc conclure que les fignes rationels feuls ne fuffifent pas pour juger fi une femme eft groffe.

Les fignes fenfibles, ou *le toucher,* ne peut pas avoir lieu dans les trois premiers mois de la groffeffe, les femmes n'ont pas l'orifice de la matrice autrement difpofé. On ne peut d'ailleurs rien conclure pour la groffeffe que l'orifice foit béant ou refferré. Hippocrate s'eft trompé, & plufieurs autres après lui, en prétendant qu'on tiroit un figne certain du refferrement de l'orifice pour affurer la groffeffe: des femmes voluptueufes ne peuvent être touchées, fans que l'orifice de la matrice fe refferre. Celles qui ont les fleurs blanches l'ont béant & très-ouvert.

Au troifiéme mois, on a un figne plus certain en touchant l'orifice de la matrice avec l'index de la main droite, portant en même temps la gauche au-deffus du pubis, il arrive que la matrice vient toucher l'index. Si vous fentez alors un corps arrondi, foyez certain que la femme eft groffe, parce qu'il n'y a que la groffeffe qui puiffe donner une tumeur arrondie au-deffus du pubis. Si c'étoit un fquirre, on fentiroit diverfes inégalités. Il n'y a que la matrice qui puiffe venir choquer le doigt qui eft alors dans le vagin, & toucher la main lorfqu'on le repouffe.

Il eft très-difficile de confondre l'hydropifie avec la groffeffe, les fignes font entierement différens. Pendant l'hydropifie la matrice eft flafque, ferrée, diftendue; elle vient toujours, donne une pâle couleur fur le vifage. La groffeffe au contraire fouvent embellit le vifage des femmes.

Si l'on craint que ce figne foit équivoque, on peut encore attendre quelque temps, & on ne tardera pas à en avoir d'autres plus certains. Quelque temps après la conception, l'enfant fe meut dans le fein de la mere, lorfque la circulation du fang eft totale; mais fes mouvemens ne font pas fenfibles, parce qu'il nage dans une quantité d'eau, très-confidérable par rapport à la petiteffe de fon corps. A trois mois & demi, ou quatre mois, l'enfant prend un corps plus confidérable, les eaux diminuent à proportion, alors les mouvemens fe font fentir. Les femmes difent qu'elles fentent comme des fourmis qui grouillent, & grimpent dans leur fein, & d'autres croyent entendre des battemens & des bruits, comme ceux que font les araignées avec leurs pattes lorfqu'elles font leurs toiles, & d'autres mouvemens; d'où l'on peut conclure que les fignes fenfibles font les feuls d'après lefquels on puiffe porter un jugement certain.

De la maniere dont la Femme nourrit fon fruit, & de la circulation du fang dans le fœtus.

Nous avons obfervé que dans le moment de la conception l'utérus fe ferme & embraffe la femence qui contient l'embrion. C'eft alors l'amande, ou le pépin, dont le germe tout formé eft l'animal & fon cordon, ainfi que dans les grai-

nes, où fe trouvent la plante & fes racines; qui fe développent infenfiblement par l'action de la terre, comme j'ai dit dans mon Syftême fur l'Electricité continuelle de notre globe (en 1763). L'amande fert de premiere nourriture au germe, & la glaire qui entoure l'embrion dans la femence de l'homme l'humecte & l'entretient jufqu'au moment que la circulation foit établie.

La racine du germe avec fa barbe fe prolonge & s'attache à la terre, & le cordon de l'embrion, avec fon tomentum, s'étend & s'attache au fond de l'utérus, & s'abouche avec les artérioles, les veinules, ou les capillaires infenfibles de la mere. On connoît ces artérioles & ces veinules du fond de l'utérus, & leurs épanchemens dans le temps des menftrues. C'eft dans cette pofition qu'il fe forme avec le tomentum du cordon & les capillaires de la mere, un plexus vafculaire qui devient le placenta.

Pour ne laiffer rien à défirer fur ce méchanifme, il faut néceffairement fuppofer que quantité des filets des artérioles du cordon qui forment une partie du tomentum, s'abouchent avec les veines & des artéres, ainfi que ceux des veines, mais les feules veines du fœtus peuvent recevoir l'impulfion des artéres de la mere, la ftructure des veines étant feule propre à porter le fang dans le cœur, & celle des artéres à le rapporter.

Les capillaires des veines de la mere, non plus que les veines, n'ont aucune action, & font incapables de porter la vie dans le fœtus; les artéres au contraire portent leur action jufques dans les plus fines de leurs divifions, & charient le fang le plus pur de la mere. Cette action fe porte jufques dans les glandes, qui ne laiffent paffer que les parties convenables de la maffe du fang; de forte que par la même raifon, le fang des capillaires artériels du fond de l'utérus fur lefquelles font abouchés les filets du cordon qui partent de la veine ombilicale, font les feuls capables de laiffer continuer fon impulfion. Ces filets ne laiffent d'abord paffer que la partie lymphatique du fang, qui fuffit alors à l'embrion; & à force de mouvemens, agrandiffent ces filets, & fe forment des veines qui portent le fang en fon entier. L'embrion plus fort eft dans cet état plus capable de recevoir la vie, de croître, &c.

Le fang porté, & circulant dans l'embrion, comme l'on fait, retourne par les artéres, fe plonger dans les hypogaftriques vont fe plonger dans le cordon, s'ouvrent infenfiblement le paffage, & fe déchargent dans le placenta, qui croît & s'agrandit, & peut encore, dans un excès & furabondance de fang, refluer par les veines de la mere, par l'abouchement dont nous venons de parler des filets des artéres, qui s'adaptent de la même façon, avec les veines de la mere à travers le placenta.

C'eft ce reflux qui caufe les incommodités de la mere dans la groffeffe, & les maux de cœur & fouvent les pertes. Avec ce méchanifme, que plufieurs Auteurs ont mal expliqué, on donne raifon des divers accidens qui arrivent dans la conception, dans le cours de la groffeffe & dans l'accouchement.

La circulation particuliere du fœtus eft remarquable, parce qu'il ne fait aucun ufage de fes poumons, ni des ventricules du cœur; par conféquent, il eft difpenfé de refpirer & de mouvoir. Le cerveau de l'embrion eft le feul vifcere en action, qui foit propre au fœtus; fon mouvement de pulfion eft indépendant de la mere: c'eft ce vifcere qui donne des mouvemens au fœtus en certains momens, qui le fait changer d'attitude & de place, & qui lui donne les convulfions auxquelles il eft fujet. Si les ventricules du cœur reçoivent auffi quelque mouvement, ils le tiennent de ce vifcere, par le méchanifme des nerfs, comme dans l'adulte, & la queftion de favoir qui vit le premier dans l'embrion, eft par-là bientôt décidée. Le cœur ne tient fes mouvemens que de l'action des nerfs, & les nerfs dérivent du cerveau. Le principe de l'action des nerfs eft la vie, & la vie n'eft point dans les nerfs, ni dans le fluide qui les pénétre, mais dans le principe qui les fait agir. Ce principe n'eft plus l'action de la circulation du fœtus, dépendante de celle de la mere, puifque le fluide nerveux ne tient plus au mouvement du fang, & qu'il en eft féparé par le cerveau; il faut donc qu'il ait une ame & un principe actif dans l'embrion, lorfqu'il commence à fe mouvoir lui-même; ce qui n'eft pas dans les premiers temps, mais lorfque la groffeffe eft un peu avancée, & que le fang circule en entier dans le fœtus.

G

Dans le fœtus, la route du sang est totalement opposée à celle de l'adulte. Dans celui-ci, le sang veinal vient au cœur, chargé de toute sorte d'imperfections, par le dépouillement qu'il a souffert dans sa route, au moyen des glandes & des viscères; il a besoin d'entrer dans les poumons, pour y recevoir de nouvelles parties d'air & de feu, qui changent sa couleur livide en écarlate le plus pur; il retourne au cœur dans un nouvel état de perfection, & alors il est impulsé de nouveau dans les artères, pour continuer les fonctions animales. Au contraire, dans le fœtus, le sang artériel de sa mere purifié par ses propres poumons arrive au cœur du fœtus par les veines, sans besoin d'être de nouveau purifié par ses poumons. La respiration de la mere est celle de l'enfant, & voici de quelle façon le sang circule en lui.

Après que le sang de la veine ombilicale est arrivé dans le sinus de la veine porte, comme on a déja dit ailleurs, ce fluide passe du sinus, au moyen du conduit veineux, dans la veine cave inférieure, sous le diaphragme, pour se dégorger dans l'oreillette droite du cœur, & passer par le trou oval. Une portion de ce sang, en arrivant dans le sinus de la veine porte, ainsi que je viens de dire, suit les branches de cette veine, pour entrer dans le foie, au moyen de leurs ramifications. Il y a des Auteurs qui prétendent que dans le foie ce sang dépose une certaine bile, laquelle forme le meconium des intestins dans le fœtus, en s'écoulant par les conduits cholidoques, ce qui doit être ainsi; le résidu de ce sang dans le foie gagne les artères hépatiques, qui vont se dégorger dans l'aorte inférieure, pour retourner dans le placenta; & une autre portion de ce même sang suit les anastomoses des ramifications des veines hépatiques, pour entrer aussi dans la veine cave inférieure, comme celui du conduit veineux, avec lequel il se mêle, pour gagner le trou oval. Les autres branches extérieures du sinus de la veine porte, qui vont aux intestins, à la rate & au pancréas, &c. portent la nourriture de tous ces viscères, & le résidu de cette portion de sang se jette dans l'aorte par leurs artères; & comme la veine cave inférieure au-dessous de l'embouchure du conduit veineux, n'a aucune valvule, ni soupape qui retienne le sang impulsé de la mere; il gagne par-là les parties inférieures du corps qui ont leurs artères qui vont se joindre à l'aorte inférieure, aux illiaques, & enfin aux hypogastriques, pour laisser couler le résidu dans le placenta, au moyen des artères ombilicales.

A la sortie du trou oval, il y a une grande valvule, qui est fixée du côté des poumons, qui sert pour empêcher le sang de revenir vers sa source, & pour le conduire dans le tronc des veines pulmonaires, d'où il passe dans les poumons, & revient par les branches de l'artère pulmonaire dans le tronc de cette artère, où est le canal arteriel qui se jette au bas de la crosse de l'aorte dans sa portion descendante; & la partie du sang qui entre dans le ventricule droit, avant de passer par le trou oval, est poussée dans le même tronc pour gagner le même canal arteriel, & les veines coronaires s'abouchent dans l'oreillette droite, vont aussi se dégorger dans les artères coronaires qui gagnent aussi le tronc de l'aorte; de même d'un autre part ce sang qui passe du trou oval dans l'oreillette gauche, pour gagner, comme nous avons dit, les veines pulmonaires, gagne aussi le ventricule gauche, d'où il est poussé dans l'aorte.

Cette circulation du sang jusqu'ici ne regarde que le cœur, le bas-ventre du fœtus & ses extrémités inférieures. La circulation de la tête & des extrémités supérieures & de la poitrine se fait ainsi. Le sang poussé dans l'oreillette droite, par la veine cave inférieure, gagne, comme nous avons dit, le trou oval, le ventricule droit, & les veines coronaires; mais il se perd dans la veine cave supérieure, pour se distribuer à la veine azigos, aux thimiques, aux mediastines, pericardines, &c. aux sousclavieres & aux jugulaires. La veine azigos qui part du tronc de la veine cave supérieure, se répand sur la poitrine & aux muscles intercostaux, avec les veines du bas-ventre. Les jugulaires portent le sang à la tête, pour toutes les fonctions nécessaires de cette partie; & celui des sousclavieres, pour les bras & tout l'intérieur & l'extérieur de la poitrine, jointes aux thimiques, &c. dont nous venons de parler, toute laquelle masse de sang délaisse son résidu dans les carotides & dans les artères sousclavieres & les intercostales, pour être portée dans l'aorte, &c.

C'est là le détail de toute la circulation du sang dans le fœtus, si opposée à celle de l'adulte, comme nous avons dit, elle est nécessaire dans un cœur comme celui du fœtus, sans action, & dont le mouvement du sang qui le pénétre dépend de la mere. Ici, le sang arrivant naturellement dans les ventricules par les oreillettes, comme à l'ordinaire dans les adultes, n'est point arrêté, & les valvules ne s'y opposent point; il sort également des ventricules, pour entrer dans les troncs de l'artère pulmonaire & de l'aorte, & les valvules cédent également, parce qu'il n'y a aucun retour de part ni d'autre; mais le sang cessant d'être porté par l'impulsion de la mere, & le cœur se mettant alors en contraction, applique la valvule sur le trou oval & la bouche. Les valvules qui sont entre les oreillettes & les ventricules s'appliquent aussi, & empêchent le sang dans ce mouvement d'entrer dans les ventricules, pendant qu'il sort toujours par le trou des artères ci-dessus; le cœur cessant sa contraction, il se relâche; alors les valvules des oreillettes s'ouvrent, & le sang des veines remplit de nouveau le cœur du fœtus, ce qui établit dans le nouveau né les mouvemens de diastole & de sistole dans le cœur, qui durent jusqu'à la fin de sa vie. La valvule du trou oval, qui dans cet état de nouvelle circulation, est attaquée de deux côtés, par le sang des veines, reste adaptée, & se fixe pour toujours.

Ce méchanisme nous prouve la main admirable d'un Créateur. Quelle belle simplicité! & quelle infinie prévoyance pour former, croître & faire vivre des créatures passives, & les préserver de tous les accidens que le hasard feroit naître.

Il y a des Accoucheurs qui croyent que les enfans dans le ventre de leur mere se nourrissent par la bouche, par le nez & par les pores absorbans de leur peau, de l'eau dans laquelle ils sont plongés, disent que le méconium que l'on trouve dans les intestins des enfans nouveau nés & la grandeur de leur estomac, prouve que ce viscère est accoutumé à travailler, & que sans cela on le trouveroit vuide comme la vessie, & ajoutent que les enfans digerent les eaux qui passent dans l'estomac, comme nous digerons nos bouillons. Si on met cette liqueur au feu, on la convertit en gelée, disent-ils, encore.

Il se peut que les eaux entrent dans l'estomac par la bouche & par le nez du fœtus, en passant par l'œsophage; que ces eaux se joignent à la bile qui doit se former dans le foie, & couler dans les intestins, pour former le méconium; mais cet excrément n'auroit jamais la couleur & la qualité du meconium, sans la bile dont je viens de parler. Il manquoit cette réflexion aux Accoucheurs dont je fais mention. A l'égard des pores absorbans qui servent aussi à former le méconium; je ne comprends rien à cette idée.

Des maladies du Fœtus.

Il est certain que les enfans peuvent être malades dans le sein de leur mere; ils y meurent même: mais connoît-on bien les espèces de maladies auxquelles ils sont sujets? On sait qu'ils éprouvent celle d'une serosa colluvie; l'hydrocephale le prouve. Je ne crois pas qu'ils soient sujets aux inflammations; ils sont toujours dans l'eau; d'ailleurs, leur crue est très-rapide, ce qui emploie les sucs, & qui prouve la mollesse de leur fibres. Cependant, les acrimonies de la mere passent dans l'enfant, comme dans le scorbut, la vérole, &c. Dans la petite vérole, la mere la communique à son fruit, & elle accouche presque toujours dans cette maladie. Les convulsions des meres passent aux enfans; les épilepsies occasionnent aux enfans des convulsions qui les font périr dans les dix premiers mois de naissance.

Les femmes se plaignent quelquefois de ce que leurs enfans se remuent singulierement; ils les font même crier, ce qui peut faire croire que les enfans sont sujets à des convulsions. En traitant la mere, on traite le fœtus dans quelque maladie que ce soit. On a vu des femmes grosses de six mois avoir la petite vérole, étant guéries, accoucher à huit mois d'un enfant guéri & taché de la petite vérole. Il n'y a aucun moyen de diagnostic pour l'enfant; & quand même nous en aurions, cela ne serviroit de rien, puisqu'on traite toujours la mere.

Cependant, par rapport aux convulsions, il faut bien distinguer l'espèce de ce mouvement. S'il se fait d'une maniere reglée, sur-tout la nuit, ils peuvent être naturels; on cherche cependant à les calmer par quelque petite faignée, émulfions, &c. Mais quand il y a des fecouffes irrégulieres avec une forte de tremblement qui fatigue & donne aux meres de la crainte, & quelquefois les fait fouffrir & maigrir, on a vu la mort du fœtus précédée d'un tel mouvement, que la mere en eft tombée en fincope ; on à vu même des fœtus rompre & 'déchirer la matrice, & fe répandre dans le bas-ventre, ce qui n'eft pas fi rare que l'on penfe. Les femmes en ce cas meurent en très-peu de temps. Ces mouvemens convulfifs du fœtus paroiffent d'abord peu de chofe ; mais ils deviennent de conféquence : il faut un peu d'habitude pour les reconnoître & les prévenir, s'il eft poffible.

Des Membranes qui embraffent le Fœtus.

Le fœtus & le placenta font enveloppés de membranes qui fervent à contenir les eaux, le chorion eft la membrane pulpeufe extérieure, qui fe répand fur le placenta, & par laquelle il eft attaché à la furface interne de la matrice. Si on examine la matrice, on voit dans fa partie interne des porofités fans nombre ; mais on n'y apperçoit aucune éminence ni excavation, comme quelques-uns l'ont cru. C'eft donc une erreur de croire que le placenta tient à la matrice par engrenure. Il eft vrai que la face interne de la matrice au bout de cinq à fix mois eft exafperée, inégale. Ces inégalités font formées par les lacertuli de la membrane charnue ; la veffie intérieurement eft l'image de ce que préfente la matrice d'une femme groffe de quatre à cinq mois.

On a voulu dire de-là que la face interne de la matrice, & l'externe du placenta étoient chamgrenées, chargées de petits boutons, auxquels on a donné le nom de tubercules, par lefquels fe faifoient l'adhérence. C'eft une erreur. La furface interne de la matrice eft unie, comme on a déja dit, ainfi que l'externe du placenta ; mais le tomentum qui eft à la fuperficie du placenta, accomode fes radicules avec les pores de la matrice, ce que nous avons déja dit plufieurs fois, à-peu-près comme les racines d'une plante s'inferrent dans la terre ; & comme la fangfue tire le fang des parties fur lefquelles elle eft appliquée.

L'amnios, qui eft la membrane interne, n'enveloppe que le fœtus. Cette membrane intérieure eft plus fine & plus tranfparente. On peut avoir recours aux planches, pour en connoître la figure & la fituation.

Sur les différens effets de la Groffeffe.

Pendant tout le temps où l'enfant fait peu de confommation, où le placenta attire peu, les régles doivent s'accumuler, les femmes deviennent plethoriques ; quelquefois elles font foulagées par des faignemens de nez, qu'il fe faut bien donner de garde d'arrêter. Ce n'eft donc point un mal, fi on voit arriver les régles quelquefois ; car dans les premiers mois, le fang eft plus abondant.

La nature eft admirable en tout ce qu'elle opere; rien n'eft inutile ; les dégoûts & les vomiffemens au commencement de la groffeffe font avantageux. Par le moyen de ces dégoûts, elles mangent peu, & diminuent les effets de la plethore, qui feroit.capable, par l'abondance du fang, de détacher le placenta, & de caufer d'autres accidens à la mere. Lorfque la confommation du fœtus eft plus grande, l'appétit renaît, & on voit alors des femmes qui mangent beaucoup plus qu'avant leur groffeffe.

Vers le milieu de la groffeffe, l'enfant confume à-peu-près ce qui pourroit être emporté par les régles, & par l'humidité qui tranfue par les pores de la matrice ; de forte que les femmes ne feroient pas dans l'état convenable, fi dans le premier mois il ne s'étoit fait une conjection fanguine. Mais comme les quatre premiers mois l'enfant n'a pas confommé l'équivalent de ce qui s'eft amaffé, cette conjection exifte toujours ; elle fert alors; mais elle ne s'augmente pas ; au contraire, elle diminue, parce que l'enfant & le placenta croiffent infenfiblement. Si la nature prévoyante n'eût fait ce magafin, l'enfant, dans les derniers mois, auroit affamé la mere ; alors il vit aux dépens de la mere ; il confume au-delà de ce qui feroit confommé par les régles, & l'état de plethore fe change en vacuité, en inanition : de-là, la maigreur de la mere, fa foibleffe & fa voracité, &c.

D'après ce principe, la raifon fuffira pour faire voir qu'on ne doit jamais faigner à la fin de la groffeffe, mais bien au commencement ; que fi on fe fait fur la fin, ce n'eft pas pour la groffeffe, mais pour des accidens dont nous parlerons ci-après.

Quand la matrice eft petite, elle eft fort à fon aife dans le baffin ; elle ne gêne point les parties voifines ; mais à mefure que l'enfant augmente, elle s'emplifie toujours au dépens du vagin. M. Petit a donné fur cela des mémoires très-intéreffans. La matrice ne peut s'accroître ni s'élever, fans preffer les parties voifines. Dans fon accroiffement, le fond fe porte fur le devant, & fon orifice en arriere ; le rectum alors, & les vaiffeaux hypogaftriques fouffrent une compreffion qui devient de plus en plus confidérable. A fix mois, la matrice eft hors du baffin ; elle s'appuie fur les bords, & preffe les pfoas, les veines & les artères iliaques, les lombaires & les nerfs. De cette preffion naiffent des accidens auxquels on doit avoir égard. Il arrive alors que le fang ne pouvant remonter facilement, occafionne des varices, des tumefactions ædementeufes ; les mouvemens de la cuiffe & de la jambe deviennent difficiles & douloureux, fur-tout dant les derniers temps.

La preffion de la matrice fur les artères occafionne encore des effets plus confidérables. Dans l'endroit de la compreffion, le fang trouvant une digue qu'il ne peut quelquefois pas vaincre, même dans les artères, dont les tuniques font encore plus fortes que dans les veines, il reflue vers les mammelles, & les gonfle. Si la nature n'eût donné cette reffource, le fang auroit monté au cerveau en plus grande abondance, & fait de terribles ravages dans les femmes délicates ; il leur occafionne des vertiges & des oppreffions : malgré cette reffource, par la trop grande preffion, il reflue dans une femme forte ; mais ces accidens ne font pas tant à craindre ; le reflux leur caufe tout au plus quelques maux de tête, & quelques faignemens de nez, qui n'ont aucune fuite.

On doit partir de la caufe de tous les maux, pour y apporter remede. On voit ici que ces accidens dans la groffeffe ne viennent que du refoulement du fang, caufé par la preffion du fang par la matrice, & il faut y pourvoir par des pofitions & de légeres faignées.

Les artères & les veines iliaques ne font pas les feules parties qui fouffrent du poids de la matrice. Les nerfs & les mufcles y font également expofés ; d'où il réfulte des effets locaux & généraux, comme ceux-ci. Les femmes ont les cuiffes alors & les jambes engourdies ; elles les fléchiffent difficilement ; elles marchent avec peine, par la compreffion du pfoas. Ce ne font pas encore là les feuls maux ; les nerfs ne peuvent fe dégorger du fluide qu'ils charient ; il fe fait un reflux dans la moële de l'épine. Ce reflux ici démontré eft une preuve de ce que j'ai dit ci-devant en 1750, au fujet de la circulation des efprits animaux, du cervelet dans toutes les parties du corps, & de toutes les parties du corps dans le cerveau ; ce reflux, dis-je, alors fe jette dans la moële de l'épine, & dans tout le fyftême nerveux. Ce que les parties inférieures reçoivent de moins, les parties fupérieures le reçoivent de trop. Auffi les femmes fur la fin de leur groffeffe éprouvent-elles dans les parties fupérieures une fenfibilité qu'elles ne connoiffoient pas auparavant, & des infomnies, des feux dans la tête, &c. Ce reflux eft cependant une reffource ; il.fournit un réfervoir de force, pour aider au moment de l'accouchement, dans l'inftant où les femmes doivent agir avec plus de vigueur.

Des impreffions de la Femme enceinte.

Marie Stuart, Reine d'Ecoffe, étoit vive, douce, d'une complexion amoureufe ; elle aimoit auffi les Arts, & les favorifoit. Cette Princeffe avoit une intrigue avec un Muficien Italien. Le Roi en ayant.été inftruit, entra dans la chambre de la Reine, dans le temps même qu'elle étoit à table avec fon amant, qu'il perça de plufieurs coups d'épée, malgré la réfiftance de la Reine, qui pour le défendre le cachoit fous fa robe. Elle ne put foutenir la vue d'un fi fanglant fpectacle fans fe trouver mal : elle étoit pour lors groffe de Jacques Ier. qui fut Roi d'Angleterre, qui ne pouvoit voir une épée nue fans s'évanouir, de quelle façon qu'on la lui préfentât. Les Phyficiens de ce temps attribuent cette foibleffe à la cataftrophe dont la mere avoit été frappée dans fa groffeffe.

Il ne s'enfuit pas de-là que l'imagination soit affez forte pour changer l'enfant; de forte qu'une mere qui aura été frappée à la vue d'un monftre en mette un au monde, ou qu'une femme qui aura vu rouer un homme accouche d'un enfant qui aura les membres rompus; il faut borner le pouvoir de l'imagination; elle peut bien influer fur le caractere de l'enfant, & non fur fes membres; & jamais un monftre ne fut l'effet de l'imagination.

Quelques-uns difent cependant qu'on a vu des femmes, qui, après avoir affifté à de cruelles expéditions: celle, par exemple, qui avoit vu rompre à Paris un homme, & qu'on a prétendu qu'elle avoit fait un enfant, dont les membres étoient rompus. Ce fait a été démenti dans le temps par la plupart des Accoucheurs. M. Petit n'en croit rien avec raifon. Il eft cependant vrai que j'ai vu à Roquevaire en Provence, une fille agée alors de fept ans, qui avoit fur le milieu du front la tête du gland du pénil bien formée & bien caractérifée, avec toutes fes couleurs & dimenfions, même avec une efpéce de marque à l'extrémité qui dénotoit l'ouverture du canal de l'uréthre. Cette fille d'ailleurs étoit belle & bien faite; elle appartenoit à un Aubergifte; on lui cachoit le front avec un bandeau de mouffeline. Je ne fais ce qu'elle eft devenue, & fi on lui a fait l'amputation d'une excroiffance fi extraordinaire. La mere qui eut la complaifance de me montrer cette curiofité, convenoit avoir été affectée au commencement de fa groffeffe, de cette partie du corps humain; qu'elle l'avoit toujours préfente à l'imagination. Il eft certain que l'on voit de ces fortes d'impreffions des meres portées fur les enfans; mais ces effets extraordinaires, où il eft queftion d'idée, ne font pas fufceptibles de raifonnement; ils prouvent feulement l'activité des idées, & leur force fur les corps qui leur font foumis.

Concernant les faignées des Femmes enceintes, & l'effet des Remedes.

Les remedes de précaution dans les femmes groffes font les faignées, les purgations, quelquefois les confortatifs & les ftomachiques. Il eft prudent de faigner les femmes au terme de trois ou quatre mois. Les femmes du peuple n'en ont pas befoin, à moins qu'elles ne foient trop plethoriques, parce qu'ordinairement leur grand exercice les garantit des effets de la plethore.

Les faignées doivent être petites. L'expérience a fait voir que les grandes faignées étoient nuifibles; elles expofent fouvent à avoir de fauffes couches. Toute grande évacuation du fang eft contraire aux femmes groffes; même en état de plethore. Il faut que cette évacuation fe faffe par degrés. Par exemple, à une femme délicate, ne tirer d'abord qu'une palette & demie de fang, & le lendemain reitérer la faignée de la même quantité. Dans une femme forte, on peut tirer deux palettes de fang le matin & autant le foir; elle s'en porte mieux, & ne court aucun rifque, en partageant ainfi la quantité de fang qu'on veut lui tirer. M. Petit affure s'être très-bien trouvé de cette pratique.

Il eft facile de donner la raifon pourquoi une trop grande évacuation eft nuifible. La circulation de la mere à l'enfant s'établit par des vaiffeaux très-petits, dans lefquels le mouvement eft infenfible. Cette circulation fe fait avec une lenteur extraordinaire. Quand on fait des faignées trop copieufes, la femme tombe en fincope, le fang ne circule plus, & la vie eft prefque éteinte. Cela pofé, il eft clair que le fang ceffant de circuler, comme à l'ordinaire, étant beaucoup ralenti dans les gros vaiffeaux, le mouvement ceffe dans les capillaires, & l'enfant meurt. Quand une femme eft attaquée de convulfion, l'Accoucheur doit fur le champ y porter remede en diligence avec des boiffons adouciffantes. La faignée eft alors dangereufe, les convulfions arrêtent la circulation de la mere à l'enfant. Dans tout autre cas, la faignée tient le premier rang parmi les remedes généraux. C'eft une fage précaution, comme l'on vient de dire, de l'employer après le troifiéme mois de la fuppreffion des régles, parce que la plethore occafionnant une grande plenitude, la faignée enleve le furabondant. Elle eft évacuatoire. On en tire encore un autre effet non moins avantageux; c'eft qu'elle diminue de la fenfibilité des nerfs, en les diftendant. Ainfi, la faignée du bras eft bonne dans le temps de la groffeffe.

Toutes les femmes cependant n'en ont pas befoin; mais c'eft un ufage en France de faigner après le troifiéme mois révolu. Avant ce temps, la faignée feroit inutile & même dangereufe, parce qu'une femme peut fupporter deux fois la fuppreffion de fes régles, fans être incommodée. Elle peut être dangereufe, en ce que l'embrion eft fi foible & fa cohérence du placenta à la matrice eft fi délicate, qu'elle pourroit en rompre les liens, déranger la circulation de communication, & déforganifer les fibres du fœtus. Le fincope peut encore furvenir, décoler le placenta, & caufer d'autres défordres. Le troifiéme mois révolu, on n'a rien à craindre de ces accidens.

La faignée ne convient pas à toutes les femmes; il y en a qui font plethoriques; d'autres qui ne le font pas. Il eft évident qu'il ne faut pas faigner celles-ci; il y a auffi des femmes fluettes, délicates, qui ont peu de fang; il feroit dangereux de les faigner; mais ces femmes qui ont un beau teint, qui fe portent bien, qui mangent à-peu-près autant qu'à leur ordinaire, on doit les faigner.

Il n'eft pas étonnant de voir des femmes fortes qui fe portent bien, faire des enfans foibles & délicats. Il y a des femmes qui avortent autant de fois qu'elles conçoivent, & fouvent la caufe de ces accidens fâcheux vient de la plethore, fi confidérable, que la colonne de fang qui va heurter les couloirs du placenta, empêche que les vaiffeaux ne s'anaftomofent, ce qui caufe l'avortement. Si on diminue la maffe du fang, on remédie à tous ces inconvéniens. Dans ce cas, on doit faigner, même avant le troifiéme mois, & réitérer la faignée de fix en fix femaines. M. Petit dit avoir confervé par ce fecret, connu de peu de monde, mais cependant très-fimple & très-efficace, la vie à plus de trente enfans.

L'habitude de faigner fur la fin de la groffeffe a caufe, dit-on, que la faignée, quelques femaines avant le terme, eft une bonne précaution, pour éviter l'abondance des pertes, lorfque le placenta fe détache. Ce raifonnement porte à faux, parce que dans ce temps il n'y a plus de plethore générale; la femme s'épuife, par la quantité de fuc que l'enfant abforbe. Ainfi, il ne faut pas faigner; ce feroit faire un grand mal, pour en retirer un bien petit avantage, à moins qu'il n'y ait des cas particuliers, comme nous avons obfervé. L'expérience prouve que dans ce temps, elle accélere l'accouchement, ce qui eft dangereux, parce que l'enfant ne fera pas peut-être placé comme il convient; la matrice prête à fe contracter, il y a moins de danger de retarder l'accouchement, que de l'accélérer. Les Anciens ont cru la faignée du pied mortelle pour les enfans dans le fein de leurs meres; elle fait plutôt tomber en fincope que celle du bras.

Les émétiques peuvent être comptés parmi les remedes généraux; mais dans la groffeffe, dans quelque point qu'elle puiffe être, foit au commencement, au milieu, ou à la fin, pour quelque maladie qu'il furvienne, on ne doit jamais s'en fervir. Il n'y a pas de meilleur moyen pour procurer l'avortement. Ces remedes violens ne manquent jamais de faire mourir l'enfant. Ainfi, ils doivent être profcrits, furtout ceux qui agiffent avec trop de puiffance, comme le tartre ftibié, le quinquina, le tartre vitriolique, &c. Ceux qui ne donnent que quelques naufées, font moins dangereux; mais généralement il faut les profcrire.

Les purgatifs ordinaires conviennent dans prefque tous les temps de la groffeffe. Après les deux premiers mois, dans le temps que les femmes ont perdu l'appétit & digérent mal, il fe fait faburre dans les premieres voies; l'eftomac ne faifant pas fes fonctions, les purgatifs peuvent les réparer. Dans les derniers temps, les femmes font voraces; il fe fait beaucoup d'amas de mauvaife matiere; ils purgatifs les diffipent. Ceux qu'on doit employer, font la rhubarbe, le féné, le jus des pruneaux, les tamarins, les amers, les modérés, les moyens; mais jamais, comme nous avons dit, les remedes violens, les réfineux, les draftiques, qui font autant de ravage que l'émétique.

Toutes les femmes n'ont pas befoin d'être purgées, comme toutes n'ont pas befoin de faignées. Celles qui font bien toutes leurs fonctions, qui n'ont point de faburre, n'ont pas befoin de purgatifs; il ne faut jamais purger dans les premiers mois de la groffeffe, comme je viens de dire, mais vers le troifiéme, au plutôt; il ne faut pas auffi purger dans la derniere quinzaine, parce que dans ce temps les purgatifs feroient les mêmes effets que la faignée; ils accéléreroient l'accouchement, à caufe de l'irritation qui fe communique des inteftins à la matrice. Il faut donc alors s'en abftenir, à

moins

moins qu'il n'y ait néceſſité abſolue. Ce précepte eſt contraire à celui que ſuivent pluſieurs praticiens ; mais il n'en eſt pas moins vrai que la méthode oppoſée eſt très-nuiſible.

La maniere la plus commode de purger eſt avec les eaux minérales ; elles agiſſent plus doucement, en les animant avec un peu de mane, ou de ſel de ſeignette, un demi-gros dans chaque verre. Il ne faut point en prendre beaucoup, parce qu'elles occaſionnent pléthore ; le beſoin doit décider la quantité.

Les bains ſont généralement en uſage ; je ſuis d'avis qu'il faut s'en abſtenir. Ceux du ſentiment contraire diſent » qu'ils » rendent la fibre plus ſouple, dilatent la matrice, & fa- » voriſent l'accroiſſement du fœtus ». Pour mieux appuyer leur ſentiment, ils ont imaginé » que la matrice a tant de » difficulté à ſe prêter à ſon accroiſſement, & à celui de l'en- » fant, qu'on ne ſauroit trop & trop tôt employer les médica- » mens propres à obvier à tous ces maux », qui ſont, ſelon ces Auteurs, les bains.

L'expérience a fait voir, & prouve encore tous les jours la fauſſeté de ce raiſonnement. Pour s'en convaincre, il ſuffit de conſidérer la matrice en l'état de ſanté.

C'eſt un défaut, & même très-conſidérable, lorſque la matrice n'eſt pas fermement attachée au placenta, quand ſes attaches ne ſont pas aſſez fermes. Or, c'eſt ce que font les bains ; l'enfant alors croît trop tôt, les pertes ſont conſidérables ; parce que tout le ſang eſt refoulé en dedans, comme nous le verrons dans la ſuite, & l'avortement en eſt ſouvent le fruit. Ce n'eſt pas encore le ſeul inconvénient qui réſulte de la méthode des bains, dans les quatre premiers mois de la groſſeſſe. Or, la pléthore eſt une contre-indication pour les bains, ce qu'il eſt facile de démontrer.

L'eau peſe conſidérablement plus que l'air qui nous environne, de ſorte qu'un corps plongé dans ce premier fluide eſt pluſieurs milliers de fois plus preſſé que dans le dernier. La preſſion que font les bains ſur la ſuperficie du corps, diminue le volume & la capacité de toutes les veines à l'extérieur ; le ſang eſt refoulé à l'intérieur, où il ſuit la route qui lui offre moins de réſiſtance. La tête étant hors de l'eau & ne recevant d'autre preſſion que celle de l'air, reçoit tout le ſang des parties inférieures, & devient le ſiége de la pléthore, qui y fait d'autant plus de ravage, que l'affluence du ſang dans les femmes groſſes y eſt déja conſidérable, par les raiſons que nous avons dites auſſi des bains : arrive les étourdiſſemens, le gonflement & la rougeur des yeux, le tintement des oreilles, l'abattement, la ſtupidité & quelquefois la mort même.

Les bains ſont donc nuiſibles aux femmes groſſes ? Au commencement de la groſſeſſe, ils expoſent à de fauſſes couches, à cauſe de la pléthore univerſelle, qui fait que le ſang qui eſt refoulé dans le bas-ventre, ſe porte dans la matrice, & la frappe d'autant plus fort, que la quantité eſt plus grande à la fin de la groſſeſſe ; ils expoſent à des coups de ſang, à l'apoplexie. Les bains ſont même très-nuiſibles aux perſonnes ſaines qui y reſtent trop long-temps. Que doit-on donc en attendre pour les femmes groſſes.

Les narcotiques ne conviennent pas non plus aux femmes groſſes ; il faut les éloigner abſolument. Il y a cependant quelques cas particuliers où on peut les employer pour empêcher les fauſſes couches ; pour lors l'opium eſt très-bon. On l'emploie auſſi, ſelon quelques Auteurs, ſur la fin de la groſſeſſe en petite doſe, pour diſtendre les nerfs, & diminuer la ſenſibilité ; mais auſſi, ſi la doſe eſt un peu trop forte, ils ſuſpendent la communication de la mere à l'enfant, & font l'effet de la vapeur du charbon, c'eſt-à-dire, qu'ils procurent l'avortement. L'uſage de ce remede eſt donc dangereux ; & dans la néceſſité de s'en ſervir, comme nous venons de dire, ce qui eſt rare, hormis que l'on ne ſoupçonne une trop grande activité dans la circulation entre la mere & l'enfant, il faut y apporter toute l'attention poſſible.

Les apéritifs doivent être également ſuſpendus pendant la groſſeſſe. Il eſt très-difficile, quand on y a recours, de rencontrer le point d'un certain milieu entre le trop & le trop peu, & encore plus difficile de conſerver ce milieu ſi néceſſaire. Si on adminiſtre en trop grande quantité les apéritifs, ils corrompent la lymphe qui doit ſervir de principale nourriture à l'enfant. En trop petite quantité ils ne font aucun effet.

Lorſqu'une femme groſſe a des glandes, des obſtructions, &c. il faut ſuſpendre les remedes, parce qu'on ne peut les donner qu'à petites doſes ; pour lors ils ne font rien, & lorſqu'on les donne en aſſez grande quantité pour agir, ils font beaucoup de mal.

On voit des femmes groſſes qui ſe portent mieux qu'avant leur groſſeſſe. A la campagne, le nombre en eſt conſidérable ; dans les villes, il y en a quelques-unes parmi le peuple ; mais à peine en trouve-t'on parmi les Grands. Quelques-unes même ſont guéries pendant ce temps de pluſieurs maladies, de l'hitériſme, &c. Celles qui ſont ſujettes au crachement de ſang doivent ſe modérer ſur les plaiſirs de l'amour & le nombre des enfans.

De l'Avortement, & les régles qu'il faut ſuivre pour éviter les accidens.

Une femme peut avorter pendant tout le temps de ſa groſſeſſe ; mais dans quelque temps que ce ſoit, ſi l'enfant vit, ce ne ſera pas un avortement. L'expérience a démontré qu'à ſept mois l'enfant peut vivre. Ainſi, il n'y a d'avortement que depuis le premier mois juſqu'au ſeptiéme. C'eſt ce que nous allons voir.

Les fauſſes couches ; c'eſt ce que les anciens appelloient avortement. On les diſtingue maintenant en *fluxion*, en *germe avorté*, & en *fauſſes couches*. On appelle fluxion cette eſpéce de glu ſans organiſation, qui reſſemble à un mucilage épais qui ſort du premier au ſeptiéme ou huitiéme jour, ce qui ſe fait ſans douleur & ſans perte de ſang. Quand une femme avorte les ſix premieres ſemaines, & que le germe avorté reſſemble à un géſier, revêtu d'une eſpéce de poche polie, qui contient un peu d'eau, & qu'on aperçoit à peine les traces d'un enfant, on appelle cet avortement *germe avorté*, ou faux germe. On dit alors par ignorance, ou pour tranquilliſer la conſcience des femmes, par la faute deſquelles arrivent ordinairement ces avortemens, qu'au commencement de la conception il ne s'eſt formé qu'une maſſe charnue. Cela eſt faux. La conception eſt toujours réguliere ; mais les exercices violens, qui procurent la déſorganiſation, en ſont le plus ſouvent la cauſe. Le placenta abſorbe le ſang de l'enfant, ſa ſubſtance ſe change en eau. La nutrition ne ſe fait point, ſes principes ſe confondent, & ne forment plus qu'une maſſe informe, & c'eſt alors qu'on dit avoir fait un faux germe.

On diſtingue encore différentes eſpéces d'avortemens, à raiſon des temps où ils ſe font, & de la maniere dont ils ſe font. Les uns ſe font *quaſi ſpontanée*, ſans preſque aucune douleur, d'autres plus violemment. L'avortement eſt toujours plus dangereux que l'accouchement. Les accidens ſe tirent des cauſes qui les occaſionent. La premiere eſt la conſtruction de la matrice.

Lorſqu'un enfant vient au monde avant le terme fixé par la nature, il ne peut pas jouir du reſſort de l'air, ſes poumons trop foibles ; ils ſont trop affaiſſés ; s'il reſpire, il n'a pas la force de téter, & ſi on lui donne du lait, ſon eſtomac ne peut le digérer. De quelque maniere qu'on s'y prenne, on ne peut lui prolonger la vie.

Les cauſes qui peuvent procurer l'avortement ſont diſpoſantes ou déterminantes. Les diſpoſantes ſont la ténuité des fibres de la matrice, Hyppocrate le remarque ; la trop grande ſenſibilité, la trop grande humidité de la matrice, ou ſa trop grande ſéchereſſe ; l'excès du pléthore, ou la trop grande plénitude des vaiſſeaux ſanguins de la matrice. Toutes ces choſes nuiſent au germe ; l'humidité de la matrice empêche l'adhérence du placenta, & la ſéchereſſe empêche les fibres de ſe diſtendre ; la plénitude des vaiſſeaux produit l'engorgement, & la trop grande quantité de ſang qui paſſe par la matrice, la déſorganiſation.

L'hydropiſie, les obſtructions de la matrice, la chaleur des entrailles, les coups donnés ſur le ventre, & généralement tout ce qui peut faire contracter la matrice, ſoit de la part de la mere ou de l'enfant, cauſe l'avortement. Tout ce qui épuiſe la mere, comme le dévouement, l'abondance de la ſalivation, l'hémorragie, une ſaignée trop copieuſe eſt auſſi cauſe de l'avortement. *Si ſanguis mulieri gravidæ micatur qui deficiunt abortiunt.* Par ce *deficiunt*, il entend la ſincope.

Quand l'enfant meurt, la mere avorte ; la circulation de la mere à l'enfant eſt arrêtée ; le placenta reçoit & abſorbe tous les ſucs ; ils ſe gonfle & s'obſtrue. Le ſang qui ne par-

G

vient plus jufqu'à l'enfant refte dans le paranchime ; les fentimens de mal-aife que reffent la matrice l'obligent à fe contracter , pour chaffer le corps qui lui nuit , qui eft alors pour elle un corps étranger. On voit donc que ce qui contractera trop fort la matrice caufera l'avortement. La caufe déterminante eft donc la contraction de la matrice. Les coups donnés fur le ventre , la preffe où fe trouve quelquefois une femme , la colere à laquelle elle s'abandonne , toutes les grandes paffions de l'ame ; les fiévres intermittentes procurent auffi l'avortement. Les bonnes femmes croyent alors que c'eft la chaleur de la fiévre qui fait bouillir l'eau contenue dans la matrice , & cuit pour ainfi dire l'enfant. La vraie caufe alors de l'avortement , c'eft l'érétifme. La chaleur des fiévres ne tue jamais ; c'eft le friffon , parce que dans ce temps , la circulation eft fi lente , qu'à peine exifte-t-elle dans les capilaires , qui joignent le placenta à la matrice. On voit quelquefois des hommes très-robuftes périr dans le friffon. On ne doit donc pas être furpris des terribles effets qu'il opere fur les femmes groffes. Certaines vapeurs engourdiffantes caufent auffi quelquefois l'avortement. On a des exemples qui ne font que trop communs dans la vapeur du charbon.

Les fymptômes de l'avortement font les douleurs de reins plus ou moins aigues qui fe font fentir. Les parties naturelles deviennent humides ; il fort d'abord quelque matiere glaireufe, enfuite du fang ; des douleurs cuifantes furviennent ; le pouls s'éleve ; la chaleur de la peau augmente ; les mammelles fe gonflent ; la matrice s'ouvre , & l'enfant fort : auffi-tôt les douleurs ceffent ; les douleurs difcontinuent ; il en refte feulement un petit fentiment pendant dix jours.

Les douleurs de reins viennent de la contraction de la matrice , à caufe des ligamens qui y font attachés. Les pertes viennent de ce que par la contraction de la matrice, le placenta s'en détache , les vaiffeaux reftent ouverts. Souvent le fang coule tout clair , & d'autres fois par caillots, Il fort clair , quand la matrice eft très-ouverte , & lors qu'elle ne l'eft pas , il ne fort que goutte à goutte , & le fang fe coagule en dedans.

On voit alors le pouls s'élever , la peau s'échauffer , & un grand défordre dans tout le corps ; le gonflement des mammelles ceffe , à caufe des grandes pertes.

On connoît qu'une femme eft prête d'avorter , par tout ce que nous venons de dire , & par le toucher. C'eft par-là qu'on diftingue fi le fang qui coule eft le fang des régles , ou le fang qui précéde l'avortement. Une femme a perdu fes régles depuis un mois & demi ou deux ; elle fent des douleurs de reins , fa peau s'échauffe , &c. Si l'orifice fe dilate au toucher, foyez perfuadé de l'avortement , parce que dans les régles il ne fe dilate point du tout , ou du moins très-peu.

Si l'avortement fe fait au commencement de la groffeffe , il n'y a rien à craindre ; mais fi elle eft déja avancée , il y a plus de danger , parce que les pertes font plus confidérables. Quand c'eft au commencement de la groffeffe , il eft à défirer que ce placenta forte le premier , parce qu'étant plus gros que l'enfant , il lui frayera la route , & c'eft tout le contraire , lorfque l'enfant approche de fon terme. C'eft ce que nous avons déja dit.

Ce qu'il y a à craindre fe borne à ce que l'enfant perde la vie ; il la perd toujours ; mais il y a auffi à craindre pour la mere. Si c'eft pour la premiere fois qu'elle conçoit , il eft prefque fûr qu'elle reftera ftérile , ou que fi elle conçoit elle avortera. On en donne facilement la raifon , en difant que la trop grande contraction déforganife la matrice, qui ne fe rétablit pas. Ces malheurs ne manquent jamais de produire ces mauvais effets dans les femmes d'un tempérament délicat. Les femmes qui ont déja fait plufieurs enfans n'ont pas la même chofe à craindre , parce que l'organifation de la matrice eft affurée, plus ferme , & pour ainfi dire aguérie, qu'aucun avortement ne peut la déranger.

Lorfque l'avortement eft décidé , il faut d'abord avoir foin de placer la malade dans un lieu qui ne foit ni trop chaud , ni trop froid. Une trop grande chaleur dilate les vaiffeaux , augmente les pertes , & caufe l'hémorrhagie; le froid au contraire caufe un faififfement qui donne aux fibres du corps une ténfion plus forte que la ténfion ordinaire , & excite trop de contraction. Le repos n'eft pas moins néceffaire que le bon régime réglé. Le mouvement & l'agitation loin de prévenir le mal, l'accélerent. Il faut qu'une femme

foit au lit , les reins un peu élevés , de façon que la tête ne foit pas trop en arriere , les cuiffes collées l'une contre l'autre , & un peu pliées. On doit avoir le plus grand foin , lorfque la femme eft ainfi dans le repos , d'éloigner tout ce qui pourroit émouvoir fa fenfibilité , ne lui pas faire foupçonner qu'elle eft expofée à l'avortement. Souvent la colere , l'impatience , les menaces , ont fait plus de mal que toutes les caufes phyfiques.

L'orifice de la matrice étant ouvert , & les caillots arrivant , lorfqu'on fent le corps de l'enfant qui s'avance , & le jugeant mort , il ne faut plus penfer qu'à la confervation de la mere , qui peut fe trouver dans trois cas , aufquels il faut avoir égard.

Le premier eft celui où la maffe contenue dans la matrice , ou de moitié de fon volume , autant qu'on peut l'eftimer par la groffeur de la femme.

Dans le fecond , il ne fe préfente à l'orifice de la matrice qu'une petite maffe en forme de crête.

Le troifiéme cas eft lorfqu'il ne fe préfente rien , & que les douleurs font toujours vives , & les pertes abondantes.

Dans le premier cas , il faut profiter de l'inftant où la femme fent une douleur ; il faut porter la main fous le vagin , paffer l'autre fous la cuiffe. Si la douleur tarde , on la fait naître par une légere irritation ; on profite du moment. L'effort que fait la mere pour chaffer l'enfant , & l'adreffe de l'Accoucheur qui a fes trois doigts dans le vagin , achevent l'avortement ; il n'y a rien à craindre. On traite enfuite la femme avec autant & même plus de foin qu'une femme nouvellement accouchée.

Dans le fecond cas , comme ce qui avance hors de la matrice eft peu de chofe , que les douleurs font vives , que la femme eft réduite à l'animi deliquiare , il ne faut , ni porter la main , ni employer les narcotiques qui engourdiffent. Suffit quelques cordiaux doux , quelques légers aftringens , pour réveiller & augmenter l'irritation de la matrice. Si on prenoit ce qui fort , on le dechireroit ; les petites portions ôtées romproient des vaiffeaux , l'hémorrhagie furviendroit ; d'ailleurs ce qui fortoit tenoit la matrice ouverte ; elle fe fermera , & il faudra attendre par force d'autres douleurs. Il eft donc plus prudent d'attendre un travail plus avancé que de rompre d'abord les petites portions qui paroiffent.

Enfin , dans le troifiéme cas , il ne fort plus rien ; on a déchiré ce qui fortoit. Ce cas eft terrible , à caufe de la hauteur de l'orifice. Il faut avoir recours aux faignées, aux narcotiques. On porte un doigt , enfuite un fecond ; on tâche d'arriver au fond , & de faifir avec les deux doigts cette maffe , & on la fait fortir par l'orifice que les deux doigts ont dilaté. Cela ne réuffit pas toujours. Cette opération eft même très-difficile. On a imaginé une petite pince , mais je ne parle pas ici des accouchemens forcés, au moyen des inftrumens. On connoît les Auteurs qui ont traité cette matiere, & on peut y avoir recours. Mon plan ne confifte qu'à définir , en Anatomifte Phyficien , tout ce qui peut regarder la groffeffe & l'accouchement , & les moyens de fecourir les femmes dans leur travail avec les inftrumens des premiers Accoucheurs , qui font les doigts. De dix femmes qui en accouche avec le fer , il en périt neuf. Pour peu qu'il y ait jour de délivrer la perfonne d'une autre façon , en excitant plus fortement la contraction de la matrice , & la dilation de l'orifice , il faut le faire. Cela m'a réuffi à Nice fur une femme qui ne voulut pas entendre parler de ferrement. Il faut enfuite avoir beaucoup de foin d'une femme qui fort d'un travail fi dangereux.

Il y a un quatriéme cas dans ces avortemens ; c'eft celui où le germe eft forti de la matrice, & tombé dans le vagin. Le placenta s'y eft altéré , le faux germe qui s'eft confondu s'eft pourri , & a formé un tampon. Il faut faifir ce corps avec deux ou trois doigts , & le tirer dehors. Ce cas n'offre aucune difficulté , quand on eft inftruit. On met alors la femme à un petit régime doux , & on lui donne un peu de repos , &c. moyennant ce que nous venons de dire de ce quatriéme cas , il faut obferver , que quand on a fait mettre au lit une femme menacée d'avortement , il faut avoir foin, vingt-quatre heures après , & plufieurs fois de temps en temps , d'examiner fi la ceffation des fymptômes ne vient point de ce que le germe eft tombé dans le vagin.

On croit avec raifon qu'une femme groffe eft moins expofée aux maux vénériens , & aux ravages qu'ils occafionnent ; mais on fait auffi qu'il faut apporter plus d'attention

dans le traitement de ces maladies, quand elles en font attaquées. Il eft rare qu'une femme faifie d'une vérole complette conçoive. Si cependant elle a conçu, il eft plus rare
encore qu'elle arrive à terme fans avortement. L'expérience
démontre que ces femmes avortent dans le troifiéme ou
quatriéme mois, ou tout au plus tard dans le cinquiéme ;
quelquefois elles avortent encore plûtôt.

Cet avortement beaucoup moins dangereux que ceux qui
ont d'autres caufes, procéde de ce que les fucs qui vont à
la matrice font dépravés, ont beaucoup d'acrimonie, qui
détruit & déforganife le corps de l'enfant, qui eft d'une déli-
cateffe infinie. Cette acrimonie eft caufée par les concretions de
la lymphe (comme nous détaillons dans notre Expofition anatomique des maux vénériens, &c.) Le virus produit encore
un autre effet fur la matrice ; il irrite fes fibres, les fait entrer en fpafme, & par la contraction convulfive qu'il y occafionne, intercepte la circulation de la matrice au placenta.

Les avortemens caufés par les maladies vénériennes ont
quelque chofe qui leur eft propre ; ils n'ont befoin ni de
chûte, ni de fiévre, ni des grandes paffions ; ils viennent
comme d'eux-mêmes, la femme reffent d'abord des douleurs
aux reins, &c. comme dans les autres avortemens ; mais
il fe termine avec moins de danger & plus promptement.
(Voyez, pour ce qui concerne le traitement, ce que j'ai dit dans
mon Expofition cité ci-deffus).

De la Culbute de l'enfant.

Il y a des femmes chez qui cette culbute fe fait fubite-
ment ; mais en général elle fe fait petit à petit. Chez certaines femmes, elle fe fait quinze jours auparavant l'accouchement ; la forme du ventre change. La caufe vient des
légeres contractions de la matrice, qui commence à s'exer-
cer, & d'un autre part, que l'enfant prend une pefanteur
fpécifique, plus grande que celle de l'eau. Les petits mouvemens de l'enfant aident à cette culbute, ainfi que le poids
de fa tête qui entraîne le corps. Il y a cependant des enfans
qui ne font point la culbute ; quelquefois même il eft porté

plus loin, & au lieu de préfenter la tête, il préfente d'autres parties, la culbute étant portée trop loin, ce qui
prouve les caufes que nous avons admifes.

Des Jumeaux.

Les jumeaux de diverfes groffeurs & de diverfes forces ;
plus ou moins bien nourris, & plus ou moins expulfés par
la matrice, ont donné lieu à imaginer la fuperfétation. J'ai
donné dans mes anciennes obfervations périodiques, qu'a
aujourd'hui M. l'Abbé Rofier, des differtations critiques,
que je ne rapporterai pas ici, qui tendent à prouver mon
fentiment. Le retard de l'un des jumeaux, quand même il
feroit de trois mois, ne prouve pas la fuperfétation. Il y a
mille caufes qui peuvent faire que l'un des jumeaux foit plus
petit, moins avancé ; l'un des deux peut être malade, l'autre fe portant bien. Si un enfant vient long-temps après fon
jumeau, on peut concevoir la chofe ; fans admettre la fuperfétation ; car dans l'accouchement le premier enfant
étant forti, a caufé la diftraction forcée de la matrice. Si
le fecond placenta tient beaucoup, le fecond enfant peut refter, comme on voit que le placenta refte plufieurs jours
après l'accouchement ; d'ailleurs la matrice ayant ceffé fa
contraction par l'accident du premier, & le fecond fe trouvant plus à fon aife, il peut refter plus long-temps,
& attendre une nouvelle contraction de la matrice, qui
peut retarder plufieurs mois dans cette fituation. Les exemples des negreffes qui ont accouché d'un blanc, ou plûtôt
d'un mulâtre & d'un noir, ne prouvent rien. L'un des jumeaux
peut tenir plus de la mere que du pere, & l'autre être tout
oppofé.

On conçoit que la génération faite, la matrice eft remplie
& claufe, & un fecond germe fe brife à l'orifice, & ne
fauroit y parvenir. La femence qui porte le germe, peut
porter les deux jumeaux à la fois, l'homme ayant deux tefticules & deux véficules féminales, trois même par une
conformation extraordinaire ; mais les germes reçus, il n'y
a plus à parvenir dans l'utérus, la place eft prife.

DE L'ACCOUCHEMENT.

L'ACCOUCHEMENT eft la fortie de l'enfant à terme
du fein de la mere. L'accouchement eft naturel, difficile,
ou contre nature. On obferve, 1°. le temps où il fe fait ;
2°. la maniere dont il fe fait ; 3°. le travail.

L'accouchement naturel eft celui qui s'opere par les feules
forces de la nature. On ne compte pour rien les fecours
ordinaires des Sages-femmes ; il eft toujours naturel, lorfqu'il ne s'agit que d'aider un peu, & de donner les foins
qui conviennent à une femme en travail, imperfectus adhuc &c.

L'accouchement difficile eft celui dont la pofition de l'enfant oblige les femmes à avoir recours au fecours des Accoucheurs, ou à celui des plus habiles Sages-femmes. Lorfque par exemple la tête du fœtus fe trouve engagée dans le
petit baffin, ou qu'il préfente les feffes, &c.

L'accouchement contre nature eft celui dont les obftacles
invincibles obligent l'Accoucheur à tirer de force l'enfant,
à le mutiler, & à l'arracher par parties, &c. ne pouvant
fauver la vie de la mere autrement, ni le mettre au monde
dans fon entier.

Le temps prefcrit pour l'accouchement naturel n'eft pas
fixé. Les femmes ordinaires accouchent avant les neuf
mois accomplis, & quelquefois au neuviéme mois précifément ; d'autres fois elles paffent de quelques jours le neuviéme mois, ce qui arrive dans les campagnes ; elles portent leur fruit plus long-temps, & avec plus de force, auffi
leurs enfans font-ils plus robuftes & leurs accouchemens
moins difficiles. Il arrive auffi que les femmes fe trompent
fouvent fur les termes de leur groffeffe, ne fe croyant enceinte que du moment où elles s'apperçoivent du défaut de
leurs régles. Ainfi, la difpute de la queftion du temps de
la groffeffe n'eft fondée que fur des conjectures. Les mois
lunaires, les mois folaires ; rien n'eft précifément fixé, en
ce qui regarde le terme de l'accouchement naturel. Les accouchemens prématurés font auffi naturels, fi l'enfant vit.

Les enfans de fept mois font à terme, & vivent ordinairement, même ceux de fix, ce qui eft rare, & on a toutes
les peines imaginables de les élever ; car ils meurent toujours à ce terme en venant au monde.

Les femmes accouchent auffi quelquefois à huit mois, à
fept mois & demi ; mais ces accouchemens prématurés font
toujours naturels, quand l'enfant vit. Les femmes fenfibles,
nerveufes, qui ont plus d'eau dans la matrice qu'il ne faut ;
celles qu'on marie trop refferrées, & les hiftériques accouchent prématurément.

La maniere dont fe fait l'accouchement. On a cru que l'enfant, las d'être renfermé, cherchoit à fortir, & qu'il opé-
roit lui-même tout le méchanifme de l'accouchement. Cette
idée ancienne eft fauffe ; cela ne peut arriver ainfi, quand
même l'enfant auroit fait fa culbute, que fa tête feroit pofée
fur l'orifice, & fes pieds contre le fond de la matrice, fes
efforts feroient vains, fi la matrice ne fe mettoit en contraction elle-même, & fi malheureufement l'enfant feul agiffoit,
fes mouvemens irréguliers & mal ordonnés, déchireroient la
matrice, plûtôt que de parvenir à s'en frayer l'iffue & la
fortie, comme cela eft arrivé dans le mouvement convul-
fif du fœtus, ce que nous avons déja obfervé ci-deffus dans
la groffeffe. Le mœconium, l'acrimonie des eaux, le défaut
de nourriture, la gêne dans la matrice ; toutes ces préten-
dues caufes ne font rien au travail de l'accouchement ; l'enfant eft purement paffif, comme il arrive quand il eft mort.
S'il fait quelques mouvemens, ils ajoutent peu de chofe
aux forces de l'accouchement ; c'eft la matrice elle-même
qui eft l'agent de tous ces mouvemens. La matrice eft un
mufcle creux ; capable de contraction, comme l'eftomac,
quand une caufe le détermine. Il y a d'ailleurs des forces
auxiliaires qui agiffent avec la matrice.

Le travail eft ce fentiment de douleur, effet de la contraction de la matrice. Les douleurs font vraies ou fauffes,

Elles font fauſſes, quand elles ne menent à rien; ſouvent même ces douleurs ici éloignent l'accouchement. Dans l'accouchement naturel, il n'y a que des vraies douleurs. Les femmes ſentent de petites douleurs; elles paſſent vite, ce qu'on appelle *mouches*, qui durent quelquefois vingt, vingt-quatre, trente-ſix heures, & même plus: elles prennent aux régions lombaires, & vont au nombril, au lieu que les bonnes vont vers les parties naturelles, & ſur le fondement. C'eſt alors qu'on eſt près de l'accouchement, quand la femme en travail déſire & demande la garde-robe, & lâche même les matieres fécales malgré elle. Il y a des femmes qui n'ont preſque pas de mouches. Plus elles ont des enfans, moins les mouches ſont de durée. Le vrai travail commence, la douleur s'annonce par un reſſerrement involontaire, interne du bas-ventre; lequel eſt ſuccédé par la contraction des muſcles de l'abdomen. Dans la douleur, tous les muſcles de la matrice ſont en contraction.

Dans l'intervalle des douleurs, le vagin eſt humide, & a une chaleur un peu plus forte. Au commencement du travail, l'orifice eſt haut; il eſt mollaſſe. Quand la douleur commence, l'orifice s'ouvre un peu; on ſent les membranes tendues ſe préſenter à l'orifice, au lieu qu'elles ſont molles & pliſſées quand la douleur ceſſe. La tumeur formée par les eaux s'efface auſſi. Tout ceci ſert de ſigne & de bouſſole à l'accouchement. On a coutume de dire que les *eaux ſe forment* dans le temps que l'orifice eſt bandé; & très-aminci. Dans le même temps de la douleur, on ne peut toucher l'enfant qui remonte, à proportion que les eaux s'avancent, ce qui ſurprend quelquefois les jeunes Sages-femmes & les commençans. Quand la douleur ceſſe, & que l'orifice redevient mol & pliſſé, ainſi que les membranes, la tumeur s'efface, & l'enfant retombe ſur l'orifice; & c'eſt dans ce temps que l'on peut juger quelle eſt la partie que préſente l'enfant.

La contraction & les douleurs augmentent enſuite, & la femme fait de grands efforts, l'orifice ſe dilate en ſe bandant, la tumeur s'avance, les membranes s'amincicent, & crevent; c'eſt-là *la ſortie des eaux*; alors on trouve la tête derriere les membranes. S'il ſe fait encore une petite tumeur, cela n'empêche pas qu'on ne ſente la tête qui y reſte, & ne s'éloigne plus pendant la douleur. On juge mieux qu'auparavant de la partie, que préſente l'enfant. Il deſcend à raiſon de la force des douleurs; il ſort enfin. Si cela tarde à ſe faire, on dit que l'*accouchement eſt à ſec*. Avant la ſortie de l'enfant, la tête ſe ſent, s'apperçoit, la plus grande partie paroît vers la fourchette. Les femmes crient alors à force de douleurs; quelquefois un tremblement, un greiotte-ment les accompagnent. La crainte de la mere aide beaucoup à ce phénomene; les femmes alors ſe plaignent encore plus d'une peſanteur très-forte ſur le ſiège, la tête gagne le devant, pour s'engager par la vulve qu'on voit inſenſiblement s'amincir & s'étendre d'une façon merveilleuſe. Les nymphes & les caroncules s'effacent entierement; enfin, la tête ſort comme élancée par la douleur, ce qui eſt accompagné d'un torrent d'eau, quelquefois de ſang. L'enfant ſort, la femme goûte une joie, une tranquillité inexprimable.

Le placenta ſuit quelquefois l'enfant; mais plus ſouvent il tarde à ſortir; il ſe fait une petite maſſe vers le nombril, repréſentant un bloc, qui méprend quelquefois, & peut faire ſoupçonner un ſecond enfant. Il arrive des petites douleurs pour expulſer le délivre, dont on aide la ſortie en le tirant légerement par le cordon.

Ce qui détermine l'accouchement; c'eſt a matrice, par ſon irritation, quand elle eſt diſtendue autant qu'elle a pu faire. Ce développement ſe fait par les fibres qui compoſent le corps de la matrice, & par ceux du vagin en particulier. C'eſt lorſque ces fibres ſont développées, & qu'elles ne peuvent plus ſe prêter ſans ſe rompre, ce qui produit alors un mal-être, & des douleurs qui déterminent la contraction; & cette contraction eſt ſi forte, que quand l'Accoucheur y porte la main, elle ſe trouve priſe comme dans un état, & il la ſort toute engourdie.

Hors le temps de la groſſeſſe, les parois antérieurs & poſtérieurs de la matrice ſont à-peu-près d'égale épaiſſeur; les bords ſont épais dans leur milieu, où ils forment chacun un dos, ou boſſe qui ſépare l'ouverture du col de la cavité triangulaire. Juſqu'au quatriéme & cinquiéme mois, le col ne prête point; ce ſont juſqu'alors, les boſſes

des parois qui ſe ſont développées. Vers le cinquiéme mois, le col de la matrice commence à ſe développer, ſes parois ſont auſſi épais que ceux du corps de ce viſcere; ils ont des plis bien fins dans leur compoſition; le col, dont les fibres ſont bien fines & muſculaires, ſe ramollit enfin, prête & s'amincit, au point qu'il diſparoît près de l'accouchement; les boſſes s'effacent auſſi totalement; de ſorte qu'il paroît que le col de la matrice & ſes boſſes ſont le magaſin des fibres qui ſervent à ſon développement; de même que dans l'accouchement, les rides du vagin, les caroncules & les petites lévres ſont faites pour prêter & s'étendre, dans le temps de la ſortie de l'enfant, ainſi que le podex qui a des fibres réſervées, propres à l'étendre. Il faut donc convenir que le corps de la matrice a, de plus que ſon extenſion, le développement qui ſe fait par ſon col, & les boſſes qui le terminent. Les extenſions énormes qui ſont arrivées à la matrice ſe ſont faites par le tiſſu cellulaire, & point du tout au-delà de celles où les fibres peuvent parvenir. Les fibres muſculaires trop tendues ſe caſſent, ou perdent leur propriété de ſe contracter, qualité que conſerve la matrice, & qu'elle perd quand elle eſt tellement diſtendue, qu'elle eſt prête à ſe crever. D'ailleurs, s'il n'y avoit qu'allongement, néceſſairement la matrice s'amincieroit. Cela ne lui arrive point; elle n'eſt jamais ſi épaiſſe, ni ſi volumineuſe que près de l'accouchement. L'épaiſſeur eſt encore plus conſidérable où le placenta eſt implanté.

Les fibres de la matrice, avant la groſſeſſe, ſont fort reſſerrées & rapprochées, n'ayant de ſuc que ce qu'il faut pour leur nourriture, & pliſſées en zig-zag, occupant peu de place dans les filles; mais chez les meres, les ſucs élargiſſent ces fibres, qui s'amolliſſent, ſe diſtendent, étant plus diſpoſées à prêter, & les fluides pénétrent davantage, à meſure que les plis s'effacent. Les fibres développées ſe démontrent facilement, & prennent le caractere muſculaire; elles dans ſont diſpoſées par faiſſeaux, ce qu'on n'apperçoit point les vierges. Il vient un temps où le développement s'arrête, & l'enfant groſſiſſant toujours, la matrice ſouffre par conſéquent, ſe contracte, & détermine l'accouchement.

La preuve que le col prête principalement au développement de la matrice, comme nous avons déja dit pluſieurs fois, c'eſt que les ligamens ronds, les trompes, &c. ſont toujours dans la même ſituation au fond de la matrice; & ſi c'étoit le fond de ce viſcere qui eût plutôt ſervi à ſon développement que le col, les ligamens & les trompes ſeroient rentrées & racourcies vers leurs attaches au corps de la matrice. Ce méchaniſme, comme on conçoit, a cauſé toutes les variétés de l'accouchement. On ſent aiſément pourquoi une femme peut accoucher à ſept mois, comme il arrive très-ſouvent quand il y a deux enfans, puiſqu'il eſt, on ne peut pas plus rare, que l'accouchement ſe faſſe au neuviéme mois révolu, ce qui arrive quand il y a aſſez de fibres dans le col pour un plus grand développement, & que l'accroiſſement des jumeaux eſt plus lent.

Quand une femme eſt prête d'accoucher, on s'informe ſi la femme a accouché déja avec facilité, s'il y a des glaires, & on examine par le toucher ſi l'enfant vient bien, &c. On diſtingue l'enfant par l'orifice ou à côté. La rondeur dure indique la tête; les inégalités indiquent les autres parties. Si elles ſont petites, inégales, qu'on touche avec peine, on juge que ce ſont les mains ou les pieds.

Pendant le travail, il n'y a pas grand choſe à faire; on accouche les femmes dans l'attitude la plus commode. En France, on les couche ſur un *lit de miſere*. On ne doit coucher les femmes que quand elles ſont prêtes d'accoucher, crainte de les fatiguer. Celles qui ſont ſujettes aux ſyncopes, aux hémorrhagies, ou qui ſouffrent de la poitrine, elles ne doivent point être couchées; mais aſſiſes, & un peu penchées en arriere; elles doivent toujours être couvertes; l'Accoucheur ou la Sage-femme ſe place aux pieds. On voit qu'une femme accouchera bientôt, quand on ſent facilement l'orifice, & qu'il eſt déja développé; la tête s'avance, & on dit qu'elle eſt *au couronnement*; quand elle eſt à vue, il ne faut plus alors que deux ou trois douleurs.

Quand l'enfant eſt ſorti, on délivre la femme; mais on doit faire attention à pluſieurs choſes; car tous les cordons n'ont pas la même force, la même conſiſtance. Si on tire trop fort, on peut les caſſer, cauſer des douleurs, emmener la matrice. On a beaucoup parlé du renverſement de la matrice; ce cas peut arriver; mais il eſt rare. Ce qui

arrive

arrive plus souvent dans les endroits où les Sages-femmes & les Accoucheurs ne sont pas assez instruits, & opèrent trop grossierement. La matrice par la suite se sent toujours des violences que l'on a faites en tirant le délivre. Quand le cordon craque, il faut craindre qu'il ne se casse, ainsi que quand il est gonflé & mollasse; on doit porter la main tout aussi-tôt, quand le placenta est trop adhérent, ou que le cordon est trop foible. Si on tarde une demi-heure à délivrer, on est presque toujours obligé de le faire, parce que la matrice se contracte & se resserre; il se fait des caillots. Ainsi, quand on doute le moins du monde de l'adhérence du placenta, on y porte la main, comme nous disons ici. Si on y trouve de la résistance, on attend un peu. Si de nouveaux efforts ne réussissent pas, on tâche encore d'introduire la main avec soin, & sans que la femme s'en apperçoive; car cette introduction n'est pas de leur goût: mais il vaut mieux la faire que de laisser périr une femme par une fausse délicatesse.

Quand tout va bien, & qu'il n'y a aucun danger, on ne porte point la main dans la matrice. Il y a moins d'inconvénient de tarder, que de se presser, parce que dans ce cas il suit assez communément des hémorrhagies terribles, qu'on évite quand on attend les douleurs secondaires de l'accouchement, pour la sortie du placenta. Les vaisseaux ne se ferment que par les contractions; il faut que la matrice soit en action, il faut attendre son moment; c'est toujours la méthode la plus sage, de ne courir aux opérations qu'aux extrémités.

On coupe le cordon entre la double ligature. Avant que de délivrer, la ligature se fait à deux ou trois travers de doigt du ventre de l'enfant: il se fait un dessechement, en sorte que la nature forme le nombril au lieu de son terme. Si on lie trop près de l'enfant le cordon, il est plus exposé aux hernies. On ne fait point de ligature aux animaux, mais leurs vaisseaux sont plus petits à proportion; les placenta sont par cotyledon; d'ailleurs, les femelles dans les animaux mâchent le cordon. La délivrance est plus facile, quand le cordon n'est pas viséré absolument au milieu du placenta, ce qui est très-souvent. Ainsi, la nature, pour l'avantage de toutes les opérations animales, ne s'est-elle point oubliée.

La délivrance faite naturellement, ou par l'introduction de la main, portée dans la matrice, conduite par le cordon, & ayant dans ce cas contourné avec les doigts, avec toute la délicatesse possible, & ayant légérement détaché le placenta, on examine s'il est entier, s'il n'y a point d'hémorrhagies, & la femme couchée, on lui donne quelques légers restaurans. S'il reste des morceaux de placenta, & qu'ils soient de petit volume, on les laisse; autrement on va les chercher. Quelquefois même, si l'hémorrhagie est trop considérable, on laisse le placenta en entier, plûtot que de voir expirer l'Accouchée noyée dans son sang; au lieu que dans ce traitement, en temporisant, on peut encore espérer, de façon ou d'autre, l'expulsion du placenta.

Marche de la Tête du Fœtus.

Quand le travail commence la tête s'appuie sur l'orifice, lorsque les douleurs sont cessées; car dans la force des douleurs, l'enfant, nous supposons les eaux non percées, tourne sa face du côté du sacrum: mais insensiblement la tête se tourne un peu de côté; de façon que l'axe le plus grand de la tête répond au grand diamétre du bassin. Il ne faut cependant pas croire que la face soit tout-à-fait à droite, & l'occiput à gauche; il n'est obligé dans cette situation, d'avoir la face un peu à droite ou à gauche, & l'occiput du côté opposé, que jusqu'au point où la tête trouve à passer ce détroit. Dans cette situation, l'enfant passe le détroit, sans changer de position. Cependant sa tête se détourne encore un peu plus transversalement, s'il est nécessaire, & avance en s'appuyant sur le rectum, ce qui occasionne le sentiment de pesanteur & d'envie d'aller à la garderobe. La tête gagne ensuite en devant par la force des douleurs, pour s'engager sous le pubis, & à mesure qu'elle avance, elle reprend sa direction droite & primitive, comme elle étoit avant de s'engager dans le grand détroit; en sorte que l'occiput est plus ou moins directement sous le pubis, & la face vers le sacrum. Les Anciens ne connoissoient pas ces positions & progressions

du fœtus dans la marche du petit bassin. Dans le temps des douleurs, les femmes veulent qu'on les aide: on en fait semblant. Autrefois, quand entre deux douleurs, on s'appercevoit que la tête étoit un peu de côté, on s'efforçoit de la mettre dans la situation droite, de façon que la face fût absolument en arriere, vis-à-vis le sacrum, ce qui étoit une dangereuse méthode & contre l'ordre naturel.

Lorsque les levres sont rondes, fermes & courtes, comme chez les jeunes personnes, les brunes sur-tout, elles sont sujettes à se rompre. Chez les personnes grasses, les levres sont minces, & projettent en arriere; mais il y a une exceptions. Quand les douleurs vont vite, on conseille de les retenir. Le travail en est plus long; mais aussi on risque moins les déchirures. Dans la premiere grossesse, quelquefois même dans les secondes, la fourchette est encore bien exprimée; elle s'appuie & embrasse le bas de la partie de la tête & se présente comme une coëffe, en sorte que la tête en est au tiers, ou à moitié couverte. Si on presse les douleurs, assez souvent elle se fend, ainsi que le periné, quelquefois jusqu'à l'anus. Des Accoucheurs ont même vu paroître les boyaux tendus. Pour empêcher cet accident, voici la pratique ordinaire.

Les Sages-femmes appuient avec les pouces, pour aider à la dilatation: cela ne vaut rien. D'autres coupent avec l'ongle ou le bistouri un peu la fourchette; cela est encore plus dangereux. Il faut seulement défendre aux femmes de faire valoir les douleurs pendant quelque temps, & ramollir avec de la pommade ou du beurre frais; la distension se fait alors lentement, expose moins à la rupture. On soutient même la tête contre les efforts de la mere; en sorte que la tête qui seroit sortie en une ou deux douleurs, ne sort qu'en cinq ou six.

Les dilatations préparatoires, soit du vagin, soit des parties externes, soit sur le periné, sont inutiles, nuisibles, & les suites des couches en sont à craindre, & il en arrive des accidens. On meurtrit, on irrite, & quelquefois même on déchire.

Variété des Accouchemens.

L'accouchement peut être naturel, quoique la tête ne présente pas tout-à-fait le sommet. Les Auteurs ont beaucoup discuté cette position. Il importe peu que la tête se présente un peu plus du côté du front ou des tempes, &c., pourvu que la tête en total se présente dans la position ci-dessus. Je dis plus; c'est que l'enfant présentant la face, l'accouchement est toujours naturel, & peut se faire sans accident. L'enfant en souffre, il est vrai, beaucoup plus; sa face est un peu plus mutilée, ce qui est peu de chose: mais il peut venir ainsi par les seules forces de la nature, d'où je conclus que les recherches scrupuleuses qu'on conseille ne menent à rien.

ACCOUCHEMENT PAR LA FACE. Quand les eaux sont encore dans les membranes, il est assez difficile de juger si la face se présente; mais les eaux percées, on voit si la face s'est présentée & où elle est déjà engagée.

Les causes sont la précipitation avec laquelle les eaux se percent, en sorte que la tête n'a pas eu le temps de s'accommoder, & de s'assujettir de la bonne maniere.

L'accouchement est alors long, difficile, les douleurs sont fortes, & l'enfant gagne peu. On sent avec le doigt des inégalités, qui sont celles de la face. Avant l'écoulement des eaux, il n'y a pas de diagnostic; on peut le présumer seulement entre deux douleurs, par ces inégalités dont je viens de parler. Chaque fois que les eaux se forment avec peine, & d'une façon irréguliere, on a droit de soupçonner qu'il y a quelque chose qui n'est pas dans l'ordre: mais on ne peut savoir quel est ce dérangement, les eaux étant percées; c'est le tact qui alors indique que c'est la face.

Cet accouchement, quoique naturel, a des inconvéniens fâcheux; on a été obligé quelquefois dans cette position d'avoir recours au forceps. On verra, comme j'ai dit pour les pinces, dans l'avortement, les Auteurs qui traitent de ces instrumens dangereux; mais autrement, l'enfant ne court pas grand risque, & la mere n'en est pas plus malade.

Si on s'apperçoit que la face se présente, ou qu'on le soupçonne, on ne quitte point la mere. Si la matrice est suffisamment ouverte par les eaux, il ne faut pas hésiter. On perce les eaux; on soutient la tête contre les douleurs, afin de faire en sorte que la tête s'engage dans une meilleure

I

poſition, au moins en partie ; ou ce qui eſt plutôt fait & plus ſûr, c'eſt d'aller chercher l'enfant par les pieds, ſi la face eſt déjà engagée, ce qui eſt l'uſage le plus commun, en repouſſant la tête avec aſſez peu de violence, ſans chercher à le retourner, comme vouloient les Anciens. La tête ſe remet d'elle-même, ſi l'enfant eſt petit & le baſſin aſſez grand.

ACCOUCHEMENT PAR LES PIEDS. Cet accouchement eſt encore naturel. Les Accoucheurs ſont bien revenus de l'ancienne idée ſur cet accouchement ; car dans tous les accouchemens laborieux, on tâche de les ramener tous à celui qu'on fait par les pieds, parce qu'ils donnent moins de peine, qu'on a plus de facilité. Toutes les fauſſes poſitions ſont réduites à celle-ci : Cet Art eſt un Art tout nouveau. Les Anciens accouchoient bien par les pieds ; mais ils ne connoiſſoient pas ce principe de réduction.

L'enfant peut ſe préſenter qu'un pied. La pointe des pieds peut être retournée de tous côtés. Dans ces poſitions, on obſerve que les eaux, ne ſe forment pas bien régulierement. L'accouchement languit entre les douleurs ; on touche avec aſſez de peine de petites parties inégales, qu'on ne ſait être les pieds ou les mains. Les eaux écoulées, on ſe décide alors avec ſûreté.

On ne quitte jamais la femme, quand on ſoupçonne quelqu'accouchement difficile. L'orifice aſſez dilaté, on perce les eaux ; les pieds ſe préſentent, ayant leur pointe en arriere. On les ſaiſit avec un linge, & on les tire bien doucement. Il eſt mieux alors que la femme ſoit ſur le bord de ſon lit, les feſſes élevées ; on tire en dégageant un peu bien doucement. Point de ces grands mouvemens en fronde, comme quelques-uns font. On ſe repoſe entre les douleurs ; on ne doit tirer que dans le temps de la contraction. Si l'accouchement étoit un peu long, on porte un peu le doigt, pour amener le cordon de façon à faire l'anſe, pour qu'il ne ſoit point ſerré & éraflé. Quand il y a un peu de difficulté, on appuie une main ſur ſon ventre, & l'autre ſur les reins ; on ménage de la ſorte le cordon : l'enfant parvenu aux épaules, ſi on dégage les bras, on peut meurtrir la mere, pour une choſe inutile ; des Sages-femmes les caſſent quelquefois en voulant les dégager. Si les bras ſe tournent en l'air du côté de la tête, cela n'empêche rien. Si l'enfant paſſe, on avance les doigts juſques ſur les clavicules, & on fait des petits mouvemens. C'eſt l'induſtrie & l'adreſſe des Accoucheurs qui doit régler alors de quelle façon on doit faire ces mouvemens. On examine la ſituation de la tête. Si elle n'eſt pas bien, on l'arrange avec les doigts.

S'il n'y a qu'un pied, il n'en faut pas davantage ; il eſt inutile de chercher l'autre. Par ce moyen, il importe peu qu'il y ait deux enfans. Après avoir tiré un peu, ſi le ſecond pied vient, on le ſaiſit ; s'il eſt ployé, ou la jambe

vers la cuiſſe, on fait un crochet avec ſon doigt, & on accroche le pli de la jointure. Il faut obſerver dans cet accouchement de tenir la jambe, ou la cuiſſe ſerrée, & le plus proche du tronc qu'il eſt poſſible.

Si le menton s'accroche, après avoir gliſſé ſa main, le menton étant retenu ſur le ſacrum, & l'occiput ſur le pubis, on met le doigt dans la bouche, empoignant le menton. On tourne à droite, à gauche, en abaiſſant un peu ; & aux premieres douleurs, l'enfant vient. Il ne faut point tirer avec le doigt dans la bouche ; on riſqueroit de déchirer la mâchoire de l'enfant ; & ceux qui conſeillent de le faire, ont bien tort.

Si le corps de l'enfant eſt mal tourné, on paſſe une main en devant, & une en arriere dans leur longueur ; autrement, le demi-tour ne porte que ſur l'épine, qu'on bleſſe ſouvent. On peut donner ce petit tour de corps entre les douleurs ; mais il réuſſit mieux dans le temps de la douleur.

Quand on en vient à la tête, s'il eſt beſoin, on ſe comporte de la maniere qu'il eſt dit ci-deſſus. La main étant avancée, cela ſe fait avec aiſance.

ACCOUCHEMENT PAR LES GENOUX. L'enfant préſentant les genoux ou les feſſes, l'accouchement eſt naturel : il eſt un peu plus long & un peu plus difficile ; mais il ſe termine ſans le ſecours de l'art. Il eſt cependant rare que l'enfant ſe préſente par les genoux. Quand cela eſt, il y en a toujours un qui avance plus que l'autre, lequel cependant n'eſt pas bien loin, la matrice oblique ou non, &c. Avant la ſortie des eaux, il n'y a que des ſignes équivoques. Les eaux contenues s'alongent quelquefois dans l'intervalle des douleurs ; on apperçoit un corps, qu'on préſume être le genou. Il faut beaucoup d'habitude pour bien juger. Si les eaux ſont écoulées, on apperçoit une tumeur anguleuſe. C'eſt par la rotule que l'on diſtingue le genou du coude. Le volume aide auſſi à le reconnoître. Le coude eſt pointu ; & en remontant la main, quand c'eſt le genou, on rencontre la cuiſſe & les parties naturelles.

Le pronoſtic n'a rien de fâcheux dans cette ſituation ; le travail n'eſt pas plus long. D'ailleurs l'accouchement peut être plus prompt que celui qui ſe fait par la tête.

Si l'on veut laiſſer venir l'enfant par-là, il faut mettre les deux genoux au niveau l'un de l'autre ; mais ſi les eaux ſont coulées, & que les genoux ſoient avancés, ils bouchent tellement l'orifice, & ſont tellement pouſſés par la contraction, qu'on ne peut faire de travail. Il faut alors les laiſſer venir ainſi. L'on aide, en portant les doigts en forme de crochets dans les plis, derriere les genoux. Si l'enfant ne préſente qu'un genou, & qu'il ſoit grandement & fortement engagé, il faut auſſi le laiſſer venir ; mais comme il eſt à préſumer que l'autre genou eſt accroché, on poſe la main pour le dégager, & on l'amene au paſſage.

PLANCHE IX.

Elle repréſente la coupe de la Symphiſe, pour faciliter les accouchemens impoſſibles, dans leſquels on a pratiqué juſqu'à préſent l'opération céſarienne.

FIGURE Ire.

Le bas-ventre diſſéqué, & l'os pubis découvert, réduits au tiers de nature.

a. Coupe des chairs de la cuiſſe, & les cuiſſes écartées. *b.* L'os pubis découvert. *c.* La branche de l'os iſchion. *d.* La ſymphiſe dans ſon état naturel. *e.* Le muſcle grand oblique. *f.* L'oblique interne. *g.* Sa gaine. *h.* Le muſcle droit. *i.* Le triangulaire du bas-ventre. *k.* La ligne blanche. *l.* Les ligamens des muſcles droits du bas-ventre. *m.* La tête de l'enfant arrêtée par les os du baſſin. *n.* Le clitoris. *o.* Ses muſcles. *p.* Les nymphes, les grandes levres étant emportées. *q.* Coupe des ligamens ronds. *r.* troncs des nerfs & des vaiſſeaux des cuiſſes qui ſortent du bas-ventre. *ſ.* Portion du triceps. *t.* Extrémité de l'iliaque.

FIGURE II.

L'opération faite de la coupe de la ſymphiſe, réduite à demi-nature.

b. Les os pubis ſéparés. *c.* L'os iſchion. *d.* La ſymphiſe coupée. *e.* La tubéroſité de l'iſchion. *f.* Les os des cuiſſes dépouillés. *g.* Les os du baſſin à nud. *h.* La veſſie de l'urine. *i.* L'ouraque. *i.* Les ureteres. *l.* La matrice. *m.* Le vagin dilaté. *n.* Les trompes d'Euſtache. *o.* Les ovaires. *p.* Les ligamens ronds. *q.* Les ligamens larges. *r.* Le ligament qui tient au rectum. *ſ.* La tête de l'enfant.

FIGURE III.

L'os pubis de grandeur naturelle dépouillé, avec une portion du vagin.

a. La ſymphiſe. *b.* Les os pubis. *c.* Coupe des branches de l'iſchion. *d.* Le clitoris. *e.* Le corps du clitoris & ſon prépuce. *f.* Les branches du clitoris. *g.* Les nymphes. *h.* La foſſe naviculaire, la fourchette & les caroncules. *i.* Les rides du vagin. *k.* Coupe des grandes levres. *l.* Le périné. *m.* L'anus.

FIN.

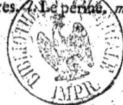

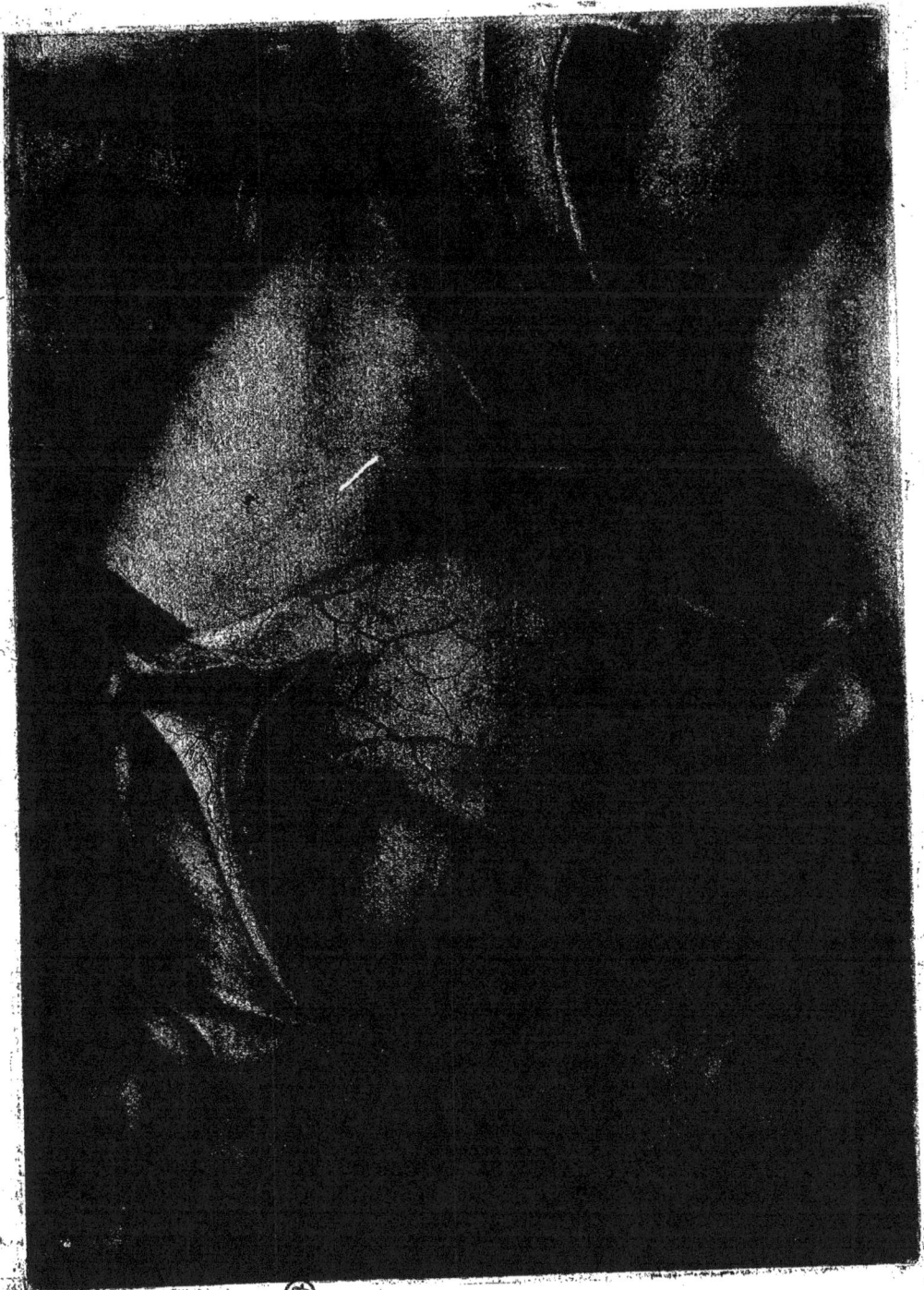

www.ingramcontent.com/pod-product-compliance
Lightning Source LLC
Chambersburg PA
CBHW071327200326
41520CB00013B/2893